编 委 会

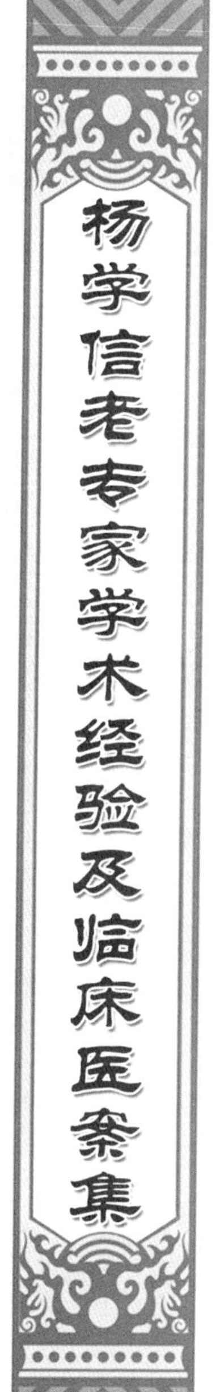

杨学信老专家学术经验及临床医案集

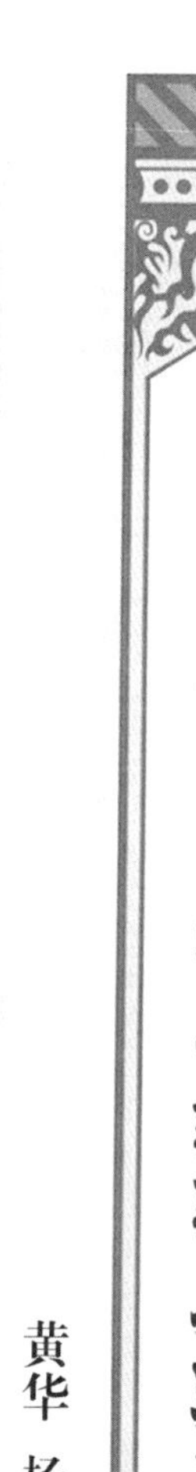

黄华　杨学信◎主编

黄河出版传媒集团
阳光出版社
宁夏人民出版社

图书在版编目（CIP）数据

杨学信老专家学术经验及临床医案集 / 黄华，杨学信主编. — 银川：阳光出版社：宁夏人民出版社，2016.11

ISBN 978-7-5525-3289-0

Ⅰ. ①杨… Ⅱ. ①黄… ②杨… Ⅲ. ①中医临床—经验—中国—现代②医案—汇编—中国—现代Ⅳ. ①R249.7

中国版本图书馆CIP数据核字（2016）第285189号

杨学信老专家学术经验及临床医案集　　黄华　杨学信　主编

责任编辑　马　晖　贺飞雁
封面设计　王　丽
责任印制　岳建宁　肖　艳

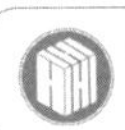

出版发行

出版社人　王杨宝
地　　址　宁夏银川市北京东路139号出版大厦（750001）
网　　址　http://www.nxpph.com　http://www.yrpubm.com
网上书店　http://shop126547358.taobao.com　http://www.hh-book.com
电子信箱　nxrmcbs@126.com　renminshe@yrpubm.com
邮购电话　0951-5019391 5052104
经　　销　全国新华书店
印刷装订　宁夏凤鸣彩印广告有限公司
印刷委托书号　（宁）0003442

开　　本　880 mm × 1230 mm　1/32
印　　张　7.625
字　　数　260千字
版　　次　2016年12月第1版
印　　次　2016年12月第1次印刷
书　　号　ISBN 978-7-5525-3289-0

定　　价　42.00元

目　录

第一章　略谈辨证论治

第一节　四诊

一、望诊

中医特别重视望诊，临诊首要注意观察，从病人的神志、形体和某些特定表现征象，了解疾病的性质与轻重。

望诊之要，首先望神，其次望色、望形体、望姿态、望舌、望齿、望唇等。

望神：眼珠灵活，目光炯炯，神志不乱，语言清亮，精力充沛，面色荣润，动作矫健协调，即为有神；若目光晦暗，反应迟钝，语言低微，精神萎靡，表情淡漠，即是失神。祖国医学认为：精气充盛则神旺；精气虚衰则神疲。若患者其症状虽属严重，但神气尚佳，这说明正气未衰，预后一般尚好；如果相反，其症状表现虽不严重，而神气却萎靡不振，这说明正气趋向衰弱，一般预后不良。《灵枢·天年篇》说："失神者死，得神者生。"《皇帝内经·素问·本病论篇》说："得神者昌，失神者亡。"说明了"神"的重要性，但危重之病，一时精神转"佳"或两颧发红如妆，这是阴阳格拒、欲将离绝的危象，即"神浮则危"，当须警惕。

望色：气色是脏腑气血的外荣，在临床上，可以根据色的荣润枯槁、鲜明晦暗等方面来辨证。气血旺盛，则色泽荣润鲜明；气血衰减，则色泽枯槁晦暗。㿠白脱血，萎黄主虚，颧赤劳缠。五脏有病，面部色泽有时赤亦有相应变化：如脾病者面色多萎黄，肺病者则面色㿠白，心病者则面色赤，肝病者则面色青，肾病者则面色灰黑。此外，还可以从色的方面辨别出不同的病因和症状，如《灵枢·五色篇》“青黑为痛，黄赤为热，白为寒”。但望色必须结合其他三诊，如面色㿠白，血虚也；问之无脱血因素者，应考虑恐怖，恐则气下，血亦随之，怖则神随气失。心脉必有惭愧之事，惭则气收，愧则神荡，在临床上应细致诊察。

望形体：一般五脏强健的，外形多壮实；五脏有病，外形多衰弱。形体不同，往往用药的宜忌、喜恶有异，如胖人多气虚，瘦人多火，用药应因人而异。从观察形体也可得出很多病情，如“肥人多中风，瘦人多劳嗽”。然而对胖、瘦人亦需分析：能食肌丰而胖者，体强也；若食少而肥者，非强也，乃病痰也，肥人最怕按之如棉絮；食少而瘦者，体弱也；若食多而瘦者，非弱也，瘦人最怕肉干著骨。又如《素问·脉要精微论》：“头者，精明之府，头倾视深，精神将夺矣。背者，胸中之府，背曲肩随，府将坏矣。腰者，肾之府，转摇不能，肾将惫矣。膝者，筋之府，屈伸不能，行则偻附，筋将惫矣。骨者，髓之府，不能久立，行则振掉，骨将惫矣。”这说明形体的异常，往往反应脏腑病变。

望姿态：病人不同的姿态和体位跟疾病有密切关系。如坐而伏者短气也，坐而下一脚者腰痛也。抽搐有力为实，瘈疭无力为虚。“阳主动，阴主静。”如果病人身轻，自能转侧，手足暖和，开目欲见人，多为阳病，病轻易治；若身体沉重，不能转侧，手足厥冷，踡卧，闭目不欲向明，懒于见人，是为阴病，病重难治。

望舌：舌诊是祖国医学诊断疾病的特点和宝贵经验，是望诊中不可缺少的重要部分。病治“经络”“脏腑”“卫、气、营、血”“阴、阳、表、里、寒、热、虚、实”，皆是形之于舌，舌为辩证的重要依据。

舌质与舌苔是两回事，不浮起为舌质，浮起为舌苔，苔刮之为脱。舌质为脏气的表现，浮胖娇嫩属虚，坚敛苍老为实。病是苔之根，苔为病之苗，有诸内必行诸外，视舌苔可以知六淫之轻重浅深。舌质及舌苔亦是病情寒热及浅深依据。舌之润燥辨津液之存亡，不拘何色，但以润为津液未伤，燥为津液已耗。

舌体强硬者，外感热病为邪热炽盛，热入心包，杂病多为中风之征兆。舌震颤者，久病为虚；新病多为热极生风。舌短缩者，反映病之重危，舌红绛短缩，肝肾之阴耗竭；舌润短缩兼青色，为寒邪直中厥阴。舌歪斜多是中风和中风征兆。

白苔候表邪，舌无苔而润，或白而薄，风寒也，宜温散；舌苔白而燥者，温邪也，宜辛凉法。若舌白尖红，是风热已入气分，病在手太阴，治宜清轻凉解，不宜辛温发表，免伤肺津。白兼边缘红，内热已露，亦宜轻清凉解法，忌温散发表。

黄苔候里证之热邪，若黄苔带一分白，即有一分表邪未尽。如纯黄无白，邪方离表而纯属里证（伤寒、温病同例）。若见白苔中见黄，或微黄而白，是邪初入阳明里，犹带表证，必微兼恶寒，宜凉解，不可攻下。黄而兼燥，但恶热，不恶寒，是外邪已入阳明之里，或伏邪欲出阳明之表，此时胃家尚未实，宜凉解清透。若舌红绛中仍带黄白等色，是邪在气阴之间，治法宜清营分之热，并宜透气分之邪，两解以和之。如厚黄燥刺或边黄中焦黑起刺，脐腹胀满硬痛，乃里实确证，方可攻下，宜承气法。舌苔边黄中心黑腻，是胃热蒸动湿邪，中焦痞满，呕吐便闭，治宜苦辛开泄中焦。若舌苔微黄薄滑，治宜清轻透表，开泄上焦，使邪外达而解，不可用苦辛降泄。

凡舌苔黏腻，或白或黄，而口不渴，是湿之症候。白而黏腻者，为寒湿，黄而黏腻者，为湿热。痞满，苔白黏腻，小便不利，大便反快，为湿邪结于中焦，宜苦温法以开之。若苔黄黏腻，痞闷，呕恶，二便俱不利,此湿热结于中焦,宜苦寒微辛法,以开之泄之。湿遏化热,苔黄而燥,由阴变阳。若心下按之痛者,热痰固结也,治宜苦辛降泄,若发热或潮热,表之不解,清之不应,要知热从湿之来,治宜宣通气分,湿去而热自解。冒雨雾湿邪,或坐卧湿地,发热,自汗不解,虽身热不欲去衣,口不渴饮,舌苔灰白黏滞,治宜辛温和表,湿邪自祛,不可误用苦寒伤阳,以滞湿邪。

舌苔粉白边红,是疫邪入膜原,此证变化最速,其势最猛,宜用苦辛温宣透法。

无论伤寒、温病,凡正气虚者,舌必娇嫩而薄,或淡红,或微白,皆可稍佐补药(指益气生津之品),不可过表和误下。若见舌苔黄而厚,白而腻,属内邪未清,不可遽进补药(指补气、补血之药)。

黑苔辨足太阴之寒热:舌苔灰黑而滑者,见吐利、腹痛、手足肢冷,六脉皆沉细,乃太阴寒湿,治宜温脾利湿。若寒饮伤脾者,治宜温中和脾逐饮。若白苔而兼带灰黑黏腻浮滑者,此是从雨露中得之,为太阴之表邪,治宜解肌渗湿。白苔带黑点或兼黑纹而黏腻者,此太阴湿热内结,治宜利湿清热。若黑而燥刺,是阳经热邪(实则阳明),治宜清火解毒兼治阳明。若黑而坚敛焦刺,乃阳亢阴竭,胃汁肾液俱涸,危证(古称不治),治宜救阴增液兼清热,大剂与之,缓则阴涸而死。

红色候少阳内发之伏邪(即伏气温病),伏邪多借少阳为出路。如淡红、嫩红、白中带红,是温邪之轻者;如纯红、鲜红起刺,此是胆火甚,营分热,乃邪伏少阴而发于少阳之表,其证非轻,宜救阴泄热为要,滋少阴之水,而少阳之火自解,大忌风药(风药性燥)。若舌色红而光,其色鲜明者,属胃阴干涸,治法犹可滋养胃阴,宜甘凉之品。又如风温瘟疫等,舌鲜红者,宜从手少阴治,或从手厥阴心包络,即是治心(清营者)。

舌绛(深红),是邪热入营分,舌纯红而鲜,是邪入包络,治宜清开兼芳香透络。若素有痰火,必致痰涎内闭,急防惊厥,宜清开佐清火豁痰之药。黄苔而中绛者,是胃火灼心,用心胃两清之法,治宜苦寒。舌尖赤而有刺,是心火上炎,宜清心泻火法。舌尖赤而黑有刺,乃心火自焚之险证,临床须注意。若舌边红中心白燥,乃上焦气分无形之热,其邪不在血分,治宜轻清凉解气分,微黄,用微辛开泄之法,切勿妄投滋腻血分药,而滞其邪。

绛舌上浮黏腻之苔,是暑湿兼秽,暑蒸湿浊成痰,恐蒙蔽心包,而成神昏惊厥,急宜用芳香逐秽,开窍涤痰之法。若舌苔白,底绛者,是热被湿遏,不得外透,治宜泄湿透热,俾湿开、热透自解。若舌上现红星小点者,是热毒乘心,必神昏、谵语、狂乱,宜用苦寒撤热,佐芳香开窍。舌绛碎而生黄白腐点者,此是湿热之毒,久蕴郁蒸,若胃强能食者,任苦寒重药者可治。舌紫绛不鲜,枯晦且萎者,为肝肾阴涸败证,难治,以救肝肾阴液为要,宜甘咸法。若舌色紫晦如猪肝色绝无津液,舌形敛缩伸不过齿,乃肝肾已败,故难治。

紫色候足少阴肾经本脏虚邪,少阴病,脉微细,但欲寐,示正气之虚也。如见舌形紫而干,口渴,唇燥,外见少阴证者,此肾阴不足,治宜壮水为主。如兼神昏谵语,又当从手少阴治,并清痰水;若舌形胖嫩而色淡红者,外证必见躁扰不宁,六脉迟微或动气内发,腹寒畏冷,或初起吐利,手足逆冷,或格阳躁狂,六脉洪数无根,此皆肾气大亏,真火衰微,治宜益火之原,以消阴翳。若舌形紫燥、唇焦、齿黑,二便俱秘,此为阴中兼阳,治宜滋阴清热(滋少阴,清阳明),治宜苦寒咸寒。凡舌形圆大胖嫩,不拘伤寒、温病、杂证,皆属少阴虚证。如见舌色紫如猪肝,枯晦绝无津液者,此肾液已涸;痢病见此色,胃阴已竭,二者俱属危证。若伤寒、温病、大便后,舌苔顿去,舌质而见紫如猪肝色者,此元气下泄,胃阴已绝,难治;若舌苔去而见淡红舌质,而有津者佳。

焦紫，辨厥阴肝经阳毒之危候。凡舌苔焦紫起刺，此是阳邪热毒已入肝经最险之证，大便秘者，急用大清大滋之法，不可用承气法攻下，重竭其阴，此证乃阴伤邪陷，非阳明里实。凡舌苔在肝胆部位（舌心两旁），有红紫点者，肝经伏火，大凶之证，急用凉血解毒之法。

青滑，辨厥阴肝经阴毒之危证，凡舌苔青滑，乃阴寒之象，急用苦温法。外证若见面青、唇紫、囊缩、厥逆、筋急、直视等证者，厥阴阴毒危证也。厥阴寒邪，舌亦见青滑，外证无面青、唇紫、囊缩、厥逆、筋急、直视等证者，非阴毒，温之即愈。

辨舌，过分强调以五色分五脏，以部分分脏腑，是机械地使用五行学说。临床测病机之变化，必须凭脉辨证，全面细致地综合其他一切具体情况，灵活掌握，才不致差谬，不能孤立地单凭舌诊而决定病情。

望齿：临床望舌必须同时望齿。齿乃骨之余，髓之所养。凡一切热病，若见前板齿干，是邪热在气分，胃阴受伤，治宜清润。若齿黑而干，阳明热极，胃液将涸，治宜益气养阴，清热养毒。龈为胃之络，牙龈肿痛或齿衄色红而紫，是阳明胃火上攻，治宜泄热凉血；牙龈不肿，而齿衄色红而紫，是阳明胃火上攻，治宜泄热凉血；牙龈不肿，而齿衄似血非血，牙齿松动者，多为肾火上炎，宜壮水为主。龂齿（咬牙），属热极风动，治宜清热息风。

望唇：唇属足太阴脾，又属足阳明胃经，唇干为燥，唇裂为热，唇焦热极，唇动为风，唇白无色为亡血，唇青为痛（主中寒），唇反涎出为脾绝，口开不闭，多虚脱，牙关紧闭，多实闭。在临床上，必须结合全身情况来处理，或润，或清，或温，或补，随证施治。

望目：两目赤色，属火，但必兼舌燥口渴，六脉洪有力，此为实火，治宜泻火。若目赤，颧红，六脉沉细，手足心热者，此乃虚火。或六脉洪大，按之无力，亦是假热。若两目黄色，此乃湿热内蕴，欲发黄疸，必兼小便不利，腹满，口渴，渴不多饮，治宜清热利湿。若目黄，小便自利，大便黑，小腹硬满而痛，属蓄血，治宜活血祛淤。若目黄，身冷，口不渴，脉沉细，属阴黄，治宜温脾利湿。若眼眵结者，属肝胆火盛，治宜清肝泻胆；若眼眵结稀者，属风，应分别施治，不可纯以火治，勿过用苦寒凉药。若目睛呆滞微定，复转动者，属痰，治宜涤痰。若眼胞上下黑者，亦属痰，寒痰宜温化法，热痰宜清降法。若目色清白，宁静者，多非火证，不可妄用凉药。目不识人，阳明实证，必狂乱谵语，舌苔老黄或黑，唇裂，齿焦，大便秘结，小便黄赤，六脉沉实有力，宜清下。少阴虚证，必六脉沉细无力，郑声，躁扰不宁，二便清利，呼吸气微，额微汗，难治，治宜回阳。若目直视，瞳子不动，如鱼眼、猫眼，乃五脏精气绝。若眼胞下陷，乃脾气绝，以上皆属危证。若目闭不开，乃二阳热甚，必有红丝如网，足太阳为目上纲，足阳明为目下纲，热则筋纵，故目不开。瞳子散大，乃少阴水亏，木火过盛，治宜苦泄、酸收、凉润之药，泻肝火，壮肾水，不可用辛辣及大苦大寒之剂，以伤脏气。瞳子紧小，乃阳强伤阴，肝肾二经俱伤，元气衰弱，不能升运，治宜抑阳育阴，不可泄阳，以再伤元气。

二、闻诊

闻诊在四诊中，亦为重要一环，如《难经》上说："闻而知之者，闻其五音，以别其病。"闻声音之常与变，可知病之常变，音之原发于肾，合并五脏之元气而出于肺。会厌开阖，为声音之门户，借舌为宛转，故为声音之机也。闻声必验喉、会厌、舌、齿、唇。喉有宽隘，宽音大而隘音小；会厌有厚薄，厚浊而薄清；舌有锐钝，锐辨而钝不真；齿有疏密，疏散而密聚；唇有厚薄，厚迟而薄疾。此为生理体形之别而音亦有所异。在临床上要验其变，必首先要知其常。还要注意患者语言好懒、壮轻、低高等变化。好言者热；懒言者寒。谵语者为实；郑声者为虚。语言低微,多属内伤;鼻塞声重,多属外感。呼吸气粗,属实;呼吸气微,主内伤虚羸。短气多见于实证;少气多见于虚证。咳声重浊,多属实;咳声低怯,多为虚。

闻诊还包括嗅气味。急性病,汗有臭秽气,为瘟疫病。口出酸腐气,是胃有宿食。咳吐脓血腥臭,多是肺痈。

三、问诊

问诊就是医生有目的查询病人或其亲友,以达到了解病情。除问清病情变化的过程外,对起病因素、治疗经过以及病人既往健康情况、生活嗜好、饮食起居、周围环境等都要详细地问清楚,不可忽略。临病人还要问所便。中医从临床实践中总结了十问之法,这是问诊的提纲:"一问寒热二问汗,三问头身四问便,五问饮食六问胸,七聋八渴俱当辨,九问旧病十问因,再兼服药参机变,妇人尤必问经期,迅速闭崩皆可见,再添片语告儿科,天花麻疹全占验。"

如寒热:外感与内伤疾病均可有寒热。起病恶寒,属外感表证;而久病体弱畏寒,则属阳虚。发热,不恶寒,或反恶热者,属外感里热;而骨蒸劳热,五心烦热、午后热甚,属阴虚发热。然而湿温病,亦午后热盛,状若阴虚,但脉濡缓,身重,胸脘满闷,小便不利。寒热往来,为邪在少阳半表半里。外感气分之热,舌红而不绛;营血之热,则舌质绛,其热夜甚,多见斑疹,神昏,抽搐。劳倦内伤之热,烦劳则张。《医宗金鉴》载有:昼夜而热,阳旺于阳(气病而血不病);夜剧而寒,阴旺于阴。(血病而气不病);昼夜而寒,阴上承阳(阴上乘于阳分之病);夜剧而热,阳下陷阴(阳下陷于阴分之病);昼夜寒厥,重阴无阳。昼寒夜热,阴阳交错,饮食不入,死终难却。这是问昼夜寒热病情,知病阴阳轻重安危之方法,说明了问诊的重要。

十问其他内容就不详述,问诊是诊察病情的重要可靠方法,在四诊中占有重要地位,问诊既要抓住重点,又要了解有关的一切,没有重点,也就抓不住主要矛盾。

四、切脉

切脉具有悠久的历史，反映了祖国医学诊断疾病的特点和经验。切脉多宗难经之法,独取寸口。寸关尺三部,每部有浮、中、沉称三部九候。寸尺乃部位阴阳,七表八里,乃脉之阴阳,浮沉迟数是脉之纲领,浮沉是起伏,迟数是至数。正常之脉,贵在有胃、有神、有根,其意就是三部有脉,不浮不沉,不快不慢,和缓有力,节律均匀。

脉之变化是中医辨证的重要依据之一，对分辨疾病的原因,推测疾病的变化,识别寒热虚实的真假,都有一定的临床意义。但必须与望、闻、问相互参照,不能把切脉神秘化,以切脉代替四诊,盲目夸大其诊断意义。现在尚有少数患者看病,只伸手臂,考验医生三个指头、不叙病之根由,病情变化等,实为自误。亦有个别人,自视高明,闭目塞听,单凭切脉诊病,哗众取宠,缺乏实事求是、认真负责的科学精神,不是全心全意为病人服务的态度。其实脉证虽有相应,亦有脉证不符者,故临床脉证有顺逆与从舍之别。同一病脉亦需具体分析。如以浮脉为例,新病则轻,久病则危;再以沉脉为例,久病为顺,新病为逆。

古人论脉也是众说纷纭,各有所宗。叔和《脉经》,分体论象,头绪纷繁,过于庞杂。程钟龄则以胃、神、根为本,亦颇扼要。仲景脉法,只浮沉迟数滑弦动紧促结弱代,诸脉统之,并未专指何经,故必须结合望闻问,以证状结合脉象来决定顺逆安危,不可单凭脉象。柯韵伯论脉:浮大滑动数为阳;沉弱迟涩弦为阴。浮沉是脉体,迟数是脉息,这种说法亦可以作我们在临床上的参考。李时珍分体、象、相类,主病,简而明,颇扼要。周学霆论脉,他综合了历代脉学作出了更明确的示范,以缓字立标(缓为无病之脉)。

总之,四诊作为中医诊断疾病的主要手段,很多书籍中介绍很详细,以上只是选择其中部分予以列举,有详有略,希触类旁通,举一反三。

第二节　辨证求本(兼论八纲)

治病必须求本。本,就是疾病的本质。正确认识人体整体和局部的关系,是辨证求本的前提。祖国医学认为人是一个统一的有机整体。《内经》云:“主明则下安,主不明则十二官危”。十二官指脏腑,其中心脏也在内。主就是指大脑,“脑为髓之海”,说明古人对脑早有认识。主和脏腑的关系,就是现代医学中枢神经系统和脏腑组织的关系。中医认为,主与脏腑、五官、皮、肉、脉、筋、骨等的有机联系,是通过经络、气血的作用而实现的。正确认识和处理整体和局部的关系,才能抓住主要矛盾,战胜疾病。任何疾病或局部症状,都和整体密切相关,因此在辨证论治中,都不能孤立地、片面地去观察疾病和局部症状。俗语说:不能头痛医头,脚痛医脚,就是要从整体观点去分析认识疾病。总之,树立从整体出发是辨证求本的关键。

辨证是以四诊所得为依据,综合分析,去粗取精,去伪存真,由表及里,由此及彼,治病求本。

辨证求本,在正邪关系上,正气为本,邪气为标,祖国医学发病学说,重视人体正气,即正气为本。“正气存内,邪不可干”,正气虚不仅是疾病发生的根本原因,疾病的发展、变化,也多决定于正气的盛衰存亡。与此相应,在预防上重视无病先防,参加体力劳动,坚持体育锻炼,讲究卫生。在工作中,注意有关经验的介绍,无病劝其不服药。在治疗上重视元气为本,强调人体本身抵抗力、修复力的内在因素的作用,不可见病不见人。主张驱邪勿伤正,扶正亦能逐邪,虚实互见,攻补兼施。同时特别治病勿伤胃气,胃为后天之本,有胃气者生，无胃气者死。现尚有个别同志忽视这些最基本的概念，不根据人体抗病机能，因势利导，不讲究驱邪勿伤正，往往见发烧，不分表里、寒热、虚实，就用苦寒解毒药，苦寒太过首伤胃气，《伤寒论》三阳病轻，三阴病重，阳明为三阴之屏障，脾胃功能一伤，营养供应不上，正气必然衰退，病就陷入三阴，难治或贻误病机，所以在治疗过程中，必须掌握邪正相争情况，应当重视正气为本。

辨证求本，研究病因是主要内容之一。病因为本，症状为标，必伏其所主，而先其所因。病因也要从四诊综合分析，并要结合季节气候。师在临症中遇一女孩，15 岁，高烧，关节痛，已半年余，3 次住院，多种抗生素、激素皆用上，也服了一些中药，一直没有解决问题。经细问得知：初春淋雨，衣服湿透，而后起病。结合关节疼痛、经闭、舌苔白腻。求知病因为寒湿郁闭潜伏，有化热外透之势，从寒湿论治，通阳宣痹除湿而愈。此外，碰到发热的病人，不能单纯去退烧，要分清是“内伤”还是“外感”。“内伤”的发热初用手试不觉热，但放久后就觉愈来愈热，病人手掌的温度高，头痛时作时止；而“外感”的发热恶寒、得衣被不减，起病不久，发热在表，用手初试觉体温很高。放久了反不觉得热，手背温度高，头痛表不解则不止，并有鼻塞声重等。注意：不能一见久烧就认为是“内伤”，外感病初期治疗不得法，苦寒用的过早或误补，使表邪郁滞，邪热挥发不了，形成了火郁症候，缠绵发烧不退。以上说明外感病辨证求本，必须综合分析病因，内伤病亦要具体分析。

辨证求本，重视中医的病名甚为重要，不能说中医只需辨证不辨病，辨病亦是祖国医学治病求本的重要环节。病名的提出，实际总结了前人对该病辨证求本的认识，在后来的医疗实践中不断丰富经验。所以要认识到祖国医学，辨证与辨病也是结合的，现代医学的病名和中医病名不一致是客观存在的。《伤寒论》有太阳病、阳明病等；

“温病”有风温、春温病等，也有痢疾、疟疾、痄腮、烂喉丹痧、麻疹等病名，杂病有肠痈、肺痈等。因历史条件及学术理论之不同，中医的多数病名不是以解剖、病理和现代医学的病因为依据的。目前，用现代医学的病名来整理研究发扬祖国医学是必需的。病名的统一，是中西医结合的需要。

治病求本，是中医各种辨证方法的共同目标。疾病的表现尽管极其复杂，归纳不外阳证与阴证；病位的深浅，不在表，就在里；疾病的性质，不是热，便是寒；正邪的盛衰，正虚为虚，邪盛为实。总之，八纲辨证的总纲，为各种辨证的核心。知其要者，一言而终，不知其要，流散无穷。

伤寒六经辨证，太阳主表，阳明主里，少阳主半表半里，而三阴同属于里；三阳病多属热属实；三阴病多属寒属虚。但是，三阳有寒证；三阴亦有热证。腑病轻、脏病重，三阳病证以六腑病变为主、三阴病证以五脏病变为主。三阳病重在祛邪；三阴病重在扶正。伤寒六经是相互依存的，既有顺传，亦有越经传；既有合病，也有并病；既有正虚邪盛，从阳入阴得内陷，又有正复邪负，从阴出阳的外达。故有“实则阳明，虚则太阴”等说。所以邪正相争演变情况，既有多样性，但也有规律性，这也和八纲错综复杂是一致的。

温病中辨“卫气营血”的原则，与伤寒同。温病为温邪，初起宜辛凉，防其伤阴为温病第一要义。一般热病在初期和中期当祛邪散热为存阴，不投养阴之品而寓养阴之义。邪热尚盛，而阴液已伤，清热之中，佐以养阴，如白虎加人参汤、竹叶石膏汤；若邪热已微，津液耗伤，法以生津益胃，为益胃汤、麦门冬汤、生脉散等；若邪去八九，真阴欲竭，神倦瘈疭，脉气虚弱，舌绛少苔，时时欲脱，宜大定风珠之类。

总之，外感热病一般主要从“六经”“卫气营血”辨证中，治病求本，了解正邪相争盛衰情况，病位的深浅，病情之寒热，指导临床治疗。

八纲在杂病中运用，同样是纲举目张，进一步具体分析就要联系脏腑，即脏腑辨证。五脏皆有阳虚、阴虚之别：肺阳虚，则易感冒，因卫气虚，抵抗力弱；肺阴虚，多燥咳或咯血。心阳虚，则善恐不乐，自汗，心悸，惕惕而动，少寐；心阴虚，则心烦，盗汗，口干，舌尖红，或见低烧、健忘。脾阳虚，四肢不温，腹时满，自下利，面水肿，口淡无味，恶水，少气懒言；脾阴虚，手足烦热，口干不欲饮，烦满，不思食。肝阳虚，则筋无力，恶风，善惊惕，囊冷，阴湿，饥不欲食；肝阴虚，则眩晕、目瞀、易怒耳鸣。肾阳虚，则阳痿，下汗出，腰酸脚弱，胃寒，遗尿，小便不禁，遗泄；肾阴虚，则齿痛松浮，耳鸣，头晕，头昏，目眩，烦躁不寐。

通过老师几十年的临床体会，急性病，外感六淫之病，重点是抓表里寒热，太阳主表，卫分主表，《伤寒论》指出：伤寒脉浮，发热无汗，其表不解，不可与白虎汤；渴欲饮水，无表证者，白虎加人参汤主之。叶天士论温病，在卫汗之，到气才可清气。这就是说“伤寒”“温病”皆首先要分清表里。伤寒在表宜辛温；温病初起宜辛凉。另外，急性热病都要少吃或不吃油腻，多喝开水，肠胃无滞，邪气无依附用武之地，病就好得快。但热病后期，亦要注意到虚实。

慢性杂病，重点是抓虚实寒热，虚实很重要，不要认虚为实，虚证当实证治叫“虚虚”，若实证当虚证治叫“实实”，七情内伤多虚，但虚虚实实，错综复杂，不能概作虚论。郁之为病，朱丹溪创五郁之治，六郁之治，越鞠丸可作临床规范，调肝和胃，逍遥散为好。新病为实，久病为虚；新病亦有虚，久病亦有实，临床必须具体分析，治病为本。

理论来自于实践，反过来，则又去指导实践。在临床必须掌握年龄的长幼，形体的强弱，阴阳的偏盛，四时季节的气候之常变，地域有五方之异，生活的情况，意志之苦乐，四损四不足（即大劳、大欲、大病、久病失血，气血两伤，阴阳并竭）。所以，有同病异治，异病同治，谨守病机，各司其属，这是辨证论治，掌握常变的重点。把理论搞明白，临床就不至于出现仓皇失措，阴阳混淆，表里不分，寒热颠倒，虚实莫辨等盲目施治，而能做到处常应变，治病求本。实践出真知，只有在实践中，认真总结经验，才能有所发现、有所发明、有所创造，把治病求本不断引向深入。

第三节　八法运用

中医的治疗大法："汗、吐、下、和、温、清、消、补"均需掌握分寸，太过或不及，用之不当，皆能伤正。因此，汗而勿伤、下而勿损、温而勿躁、寒而勿凝、消而勿伐、补而勿滞、和而勿泛、吐而勿缓，诸法的运用，都包含着对立统一的治疗原则。

一、汗法：汗而勿伤

汗法，是外感病初期有表证必用之法。邪在皮毛，汗而发之，"体若燔炭，汗出而散"。

《伤寒论》太阳病篇重点就是讲汗法，具体而透彻。温病亦喜汗解，但是最忌辛温，温病学说充实了辛凉透表之法。湿温虽禁汗，但也要通阳利湿，不得微汗，病必难除。伏邪亦首贵透解。总之，热病虽有寒温之分，但外邪的侵袭，由表入里，治疗均宜表散，透邪外出，就是汗法的目的。

当汗而汗，病邪即随周身微汗出而解；不当汗而汗，为误汗；当汗不汗，则为失表。汗之不及固无功，汗之太过亦伤表。大汗必伤阳，过汗亦耗液。所谓误汗伤阳（外为阳，气为阳）。汗而有伤，变症峰起，是为医者失治之过。

汗法用药，要因时、因人、因病而异。春温、夏热、秋凉、冬寒，季节特点不同，症候特点也不同，用药亦宜有相应的变化，冬日多用麻黄，夏日多用香薷，是大家熟知的一般规律。亡血、淋家、疮家不可发汗。经期、产后亦当慎汗。寸脉弱为阳虚,不可发汗,汗之亡阳;尺脉迟或弱,不可发汗,发汗则亡阴。当表之症,也要具体分析。见一经之证,只用一经之表药,两经、三经合病,则用两经、三经的表药;表里合病,则表里合治;营卫俱病,则营卫合治。用药师古人之意,不可拘泥古人之方。劳倦内伤,头痛发热,形似伤寒而身不痛,只倦怠,鼻不塞,声不重,脉虚无力,不浮不紧,此属中气虚,宜补中益气法,不可在表。阴虚,午后烦热,亦不可表。伤食、痈疮、痰饮、瘀凝、积聚,俱有寒热,必须结合四诊,一概发表则误人,不可粗心。

辨证选方要适宜,方剂讲究配伍。《伤寒论》:"桂枝本为解肌,若其人脉浮紧,发热汗不出者,不可与之也,常须识此,勿令误也。"对于方剂的使用,做出了严格的规范。麻黄汤为发汗解表之峻剂,而方中之甘草和内攘外,若使用恰当,亦可汗而勿伤。

煎服之法,亦当注意。《伤寒论》桂枝汤载:"以水七升,微火煮取三升,去滓,适寒温,服一升,服已须臾,啜稀粥一升余,以助药力。温服令一时许,遍身漐漐,微似有汗者益佳;不可令如水流漓,病必不除。若一服汗出病差,停后服,不必尽剂。若不汗,更服,依前法。又不汗,后服小其间,半日许,令三服尽。"做了何等精确的规定,这是来自实践的、宝贵的经验。现在个别同志开表散之剂,甚至麻黄汤一类的方,一投数剂,又不向患者说明,即使辨证用药正确,亦难免汗而有损。

通过汗法的分析,我们可以看出祖国医学辨证论治的精细,透邪外出,免伤元气,其中有着严格科学性。

二、下法:下而勿损

下法,就是攻法,病邪在里则下之。下法也是急性热病常用之法。伤寒的阳明里热结实;温病在气分的热结肠胃,都要攻下,并有急下、可下、失下、误下之说。慢性杂病,有里实者,亦需攻下。应下失下，会造成严重后果；而表邪郁闭误下，则导致邪陷入里，延误病程，致伤正气，是为下而有损的后果，尚须警戒。攻下的目的，多是攻逐肠胃邪热结实，亦有泄水、逐痰，攻逐瘀血之用。

病情不同，下法用药各异：有寒下、温下、润下和攻补兼施，毒火宜急下，风火宜疏下，燥火宜润下，食积宜消下，瘀血宜通下，水火互结宜导下。以上均需辨证分析。

《伤寒论》提示里热结实有轻重缓急之分，故用方亦见大、小、调胃承气之别。大承气汤之用，必痞、满、燥、实、坚，脉沉实，苔老黄。若仅见心下痞，则应用泻心汤法。痞满甚、燥而未坚实者，用小承气汤。痞满轻、里热结实不盛者，宜调胃承气。若当用大承气汤而错用调胃承气汤，剂量再大，也难见功。反之，若当用调胃承气汤而错用大承气汤，则要伤阴。《温热经纬》载："热病后，三十日不大便，无所苦者，下之百日死。"指出了下法宜慎。

尚有真假虚实之证，积热在中，脉反细涩，神昏体倦，甚至憎寒战栗，俨若阳虚之象，其人唇干、口燥、便秘溺赤，此大实有羸状，若不明辨而及时下之，误补害人。杂症中，便秘有老年血燥不行者、体虚阴虚液涸者、新产血枯不行者、有病后亡津液者，久不大便，腹无所苦，别无他证者，不可误下。杨学信老师曾诊一例脾弱转输不利引起习惯性便秘者，以甘麦大枣汤调治而愈。此即以补为通之法。

所谓误下伤阴（内为阴，脏为阴，指误下损其脏气），寒下不当亦伤胃阳。对于炎症的概念，不能单独理解为两个"火"字。临床对炎症要具体分析，不能一听炎症，就清热解毒，随用黄连、黄芩、板蓝根之类。我认为伤于苦寒太过者，即同误下。此类不良后果，最为多见。所谓"急下存阴""下不嫌早"，都是有的放矢，攻逐邪热，有故无损，驱邪护正的手段。谨慎待之，方能做到"下而勿损"。

三、温法:温而勿燥

“阴盛则寒”“阳虚则寒”。形寒饮冷:形寒,指风寒所袭;饮冷,指伤于生冷食物,说明寒有内外之伤不同,而冷水沐浴亦为外伤寒。寒邪入脏,名曰中寒。而阳虚生寒,则为虚寒,临床要具体分析,虚在何脏。温法就是“寒者温之”,有温散、温热、温补等。既有参、芪、术、草平和之温,.也有附、姜、桂燥热之温。邪热深入,厥逆渐进,脉细涩或沉伏,舌干苔燥反不知渴,或挟热下痢,但小便赤,形如枯木,唇齿干燥,筋脉拘挛,望之似脱,要透过现象看本质,此真假寒热,切不可温,误投温热下咽即危;又有真寒假热,阴盛格阳,要用白通汤加童便、猪胆汁反佐温之。寒痰壅闭,神昏不醒者,温而开之,如苏合香丸。

温法要掌握尺度:药既要对症,用也必须适中,药过病所,温热药的刚燥之性就难免有伤阴之弊。临床见到个别处方,砂、蔻、木香用数钱,这类药物辛温香燥,少用化湿悦脾,舒气开胃,用之太过则耗胃液而伤气。丁香亦有用五钱者,其味何能入口?马勃有用一两者,药锅如何盛放?从医者尝药、识药、制药,都是必要的。

温药要掌握配伍:《伤寒论》“附子汤”中配用白芍就起温而不燥的作用;急救回阳的“四逆汤”有甘草,甘以缓之;《金匮要略》肾气丸是在水中补火,皆取温而不燥之意,故一般不能用纯温热之药拼凑起来去治病。

温法用之不当就要伤阴:外感风温之邪,误用辛温发表,过汗则伤津,违反了温病存津液的告诫,故不可误;郁热内蓄,身反恶寒,皮肤反冷,舌苔必秽腻,脉必沉滞,消便必数,大便或秘,或溏泄,此属湿热,切不可温,必须用清宣之法;邪热入里,伤于温燥,变证随起,可导致衄血、吐血,烦躁不安。总之,温清两法譬如水火,阳盛之证,桂枝下咽则殆,阴盛之证,承气入胃则败。温而勿燥,免伤其津,实为温法要诀。

四、清法:寒而勿凝

“阳盛则热”,热之极为火。有表热、里热、实热、实火、郁热、郁火。而“阴虚则热”则为虚热;劳倦内伤发热“烦劳则张”亦为虚热。清法就是“热者清之”,清之泻之皆指实热、实火而言。虚火宜补,阳虚假热之证,面赤、狂躁、欲坐卧泥水中、或数日不大便,舌黑而润,脉反洪大拍拍然,应指按之豁然而空,或口渴,思冷饮而不能下咽,或饮热汤以自救,应以温补,若误用苦寒撤热,甘寒清热则危矣。命门火衰,虚阳上浮,急宜引火归源,误用清法,祸不旋踵。

清法是外感热病常用之法。表证发热者,宜散而清之,即“火郁发之”“体若燔炭,汗出而散”,表邪郁闭,不能用寒凉退热,以冰伏其邪。清里热要根据病情:到气才能清气,清气不可寒凝,如生地、玄参之类,若用之反使邪不外达而内闭;若为白虎证,亦不可在白虎汤中加上三黄解毒泻火,这样方的性质,由辛凉变为苦寒,就成了“死白虎”,反不能清透其热,或导致由“热中”变“寒中”。里热结实,下夺以清之,以承气撤热,亦是清法。热入营分,宜清营泄热,透热转气。热在血分,凉血散血。急性病若表里气血不分,用药就没有准则。若狂躁脉实,阳盛拒阴,凉血入口即吐,则在适用之凉药中,佐以少许生姜汁为引,或用姜汁炒黄连,反佐以利药能入胃。

若七情气结,郁火内发,症状复杂,或胸闷胁痛胀满、口苦、头晕、耳鸣、大便不爽、小便黄,越鞠丸、逍遥散、火郁汤可选用之。然七情五志之火,多属脏气不调兼阴虚。“阴平阳秘,精神乃治”不可概用清法,必调气和血,养阴抑阳,或引火归源,或壮水之主,或补土伏火,或滋肝以温胆,或泻火补火,不平者,使之平,不和者,调而使之和,这是治病用药的大法,临床灵活酌用。

凡用清法,就须考虑脾胃,必须凉而勿伤,寒而勿凝。体质弱者,宁可再剂,不可重剂,避免热证未已,寒证即起之戒。

五、消法:消而勿伐

消法即消散之意,《皇帝内经·素问·至真要大论》“结者散之”“坚者削之”,即指消法而言。

病气壅滞不通,必用消导疏散之法。其证及时治疗,俾其速散,迁延日久,聚而不散,日益牢坚,欲拔不能,虽有良药亦难为力。消法一般常用于食积、痰核、积聚、癥瘕。消法所用的药,就是具有克伐之性。消而勿伐,消的是病,不要消伤正气,为此要详明病之所在,或在经络,或在脏腑,分经论治,有的放矢。并要注意患者体质强弱,或先消后补,或先补后消,或消补兼施。病有新久深浅,方有大小缓急,必须分别论治,灵活运用。

外感热病,临床上每多夹食、夹痰、夹瘀、夹水之不同,必佐以消,乃得其平。冷食所伤,温而消之,如大顺散、备急丸、紫霜丸、香砂导滞丸;食积化热,消而清之,柴平煎加大黄、枳实。小儿疳积用消疳理脾汤,皆有效之方。

六、补法:补而勿滞

虚为正气衰,虚则补之,补其不足也。有因虚而病的,也有因病而虚的,并有渐虚与顿虚之分。渐虚是少年至老年,或因病慢慢损伤;顿虚指突然大病,上吐下泻,或突然大出血。虚的范围很宽,有先天后天之别,有阴、阳、气、血、津液虚之分,五脏各有虚证。有当补而不补,不当补而补之误;有虚在上中而补下,有不足于下,而误补于中上,古人所谓漫补。

形不足者,温之以气,精不足者,补之以味。气主煦之,血主濡之,气虚以四君为主,血虚以四物为主。假如阳虚不补,则气日消,阴虚不补,则血日耗。补者助也,扶持也。损其肺者,益其气;损其心者,和其营卫;损其脾者,调其饮食,适其寒温;损其肝者,缓其中;损其肾者,益其精,此正补法。

阴阳脏腑之间的生理病理关系是相互影响的，临床有肺虚补脾，脾虚补命门火，肝虚补肾，血脱益气，有形之血不能速生，无形之气所当急固，此皆谓间接补法。

虚有新久，补有缓急。垂危之病，非峻补之法，不足以挽救；如病邪未净，元气虽伤，不可急补，宜从容和缓之法补之，即补而勿骤。

温热伏火之证，本不当用补益法，但每有屡经汗、下清而不退者，必待益而始愈。此由本体素虚，或因有内伤或为药物所戕，自当消息其气血阴阳，以施补益之法，或攻补兼施，温热之病虽伤阴居多，而补气补阳亦不可废。

大虚似实之证，内实不足，外似有余，面赤颧红，身浮头眩，烦躁不宁，脉浮大而涩，此为欲脱之兆，若精神浮散，彻夜不寐者，其祸尤速，此至虚有盛候，急宜收摄元神，俾浮散之元气归于藏密，法当养营益气兼摄纳，如归脾、六味、右归加龙、牡、龟板、阿胶、磁石、淡菜之类。阴虚火亢，虚烦不得眠，盗汗、目赤、口苦、潮热无表里证者，法当滋水，切忌苦寒降火之药。产后血虚发热，证似白虎，而脉象不同，更无大渴，舌淡而润，宜当归补血汤，要重用黄芪。

“气以通为补，血以和为补”，这是师的临床体会。补并非开几味补气补血的药就行了，必须注意使气机通调，血行流畅。还有用泻法来得到补的目的。如《金匮要略》虚劳篇立有“大黄蛰虫丸”一法，去瘀才能生新。

病去则食养生，以冀康复，五谷为养，五畜为益，五菜为充，五果为助，此贮补法。前人指出：药能治病，未可能补人也。

从方药来说，补药的堆积，难达到补的效果。中医的滋补方大都补中有通，补中益气汤，有陈皮，六味地黄丸有泽泻；更有消补兼施的方剂，如枳术丸、参苏丸。中医过去的补药皆从口入，要通过脾胃吸收运化，不论阴虚或阳虚，对形瘦食少者，必须顾到脾胃，脾胃生气受戕,则损怯难复,并要切实掌握,不虚者勿补之,虚而补之。

七、和法:和而勿泛

和解之法,具有缓和疏解之意。使表里寒热虚实的复杂症候,脏腑阴阳气血的偏盛偏衰,归于平复。寒热并用,补泻合剂,表里双解,苦辛分消,调和气血,皆谓和解。伤寒邪在少阳半表半里,汗、吐、下三法,俱不能用,则用和法,即小柴胡汤之例。若有表者,和而兼汗,有里和而兼下。和法尚有和而兼温,和而兼消,和而兼补;瘟疫邪伏膜原,吴又可立达原饮以和之。伤寒温病、杂病,使用和法皆甚广,知其意者,灵通变化,不和者使之和,不平者使之平,不难应手而效。但和法范围虽广,亦当和而有据,勿使之过泛,避免当攻邪而用和解之法,贻误病机。

八、吐法:吐而勿缓

吐法是治病邪在上焦胸膈之间,或咽喉之处,或痰、食、痈、脓。"其高者因而越之",古人治危急之证,常用吐法,如瓜蒂散,吐膈上之痰。朱丹溪治妊娠转脬尿闭用补中益气汤探吐。张子和用双解散探吐。外邪郁闭在表,先服一点对症药而引吐,吐法似有汗法的作用,其效尤速。缠喉、锁喉诸证,属风痰郁火壅塞,不急吐之,则喘闭难忍。可先用七宝散吹入喉中,吐出脓血而见轻,再服雄黄解毒丸,其效满意。食停胸膈,不能转输消化,胀满而痛,必须吐之。中风不语,痰饮壅盛,阻塞清道,亦必用吐法。

总之,所谓吐而勿缓,意味着抓住时机,急击勿失,以获疗效。

第四节　方药应用

中医"七方"的分类,主要是以病情轻重、病势缓急、病位上下、药味奇偶等为依据。"七方"中有大、小、缓、急、奇、偶、复。其中,急方药味甚少，而作用很强。如独参汤只一味，参附汤、当归补血汤只二味，生脉散、四逆汤皆三味。治病不从辨证和方药的功能详细分析，治不中病，片面加大用量也不行。中医“十剂”是从药味的功能到方剂的分类：“宣可决壅，通可去滞，补可去弱，泄可去闭，轻可去实，重可镇怯，滑可去着，涩可固脱，燥可去湿，湿可去枯。”具体应用要注意以下问题。

一、制方要严，选方要准

持数方应付百病，猎中者少，受误者众。用药无的放矢，用量越大，其弊越深。在辨证的基础上，立法贵严，制方要讲究配伍，药物有主辅成分，要体现抓主要矛盾，选方要准。《伤寒论》指出：“桂枝本为解肌，若其人脉浮紧，发热汗不出者，不可与之”，“但心下满不痛者，此为痞，柴胡不中与之也，宜半夏泻心汤。”《温病条辨》：“太阴风温，但咳、身不甚热，微渴者，辛凉轻剂，桑菊饮主之。”并说恐辛凉平剂银翘散病轻药重。麻杏石甘汤、越婢加半夏汤，同治肺闭而喘，亦有兼挟轻重缓急不同。

二、加减有则，灵活运用

用药要纯，最忌复杂，一方乱投一二味不相干之药，即难见功效。如麻杏石甘汤为辛凉宣闭方，加三黄，往往冰伏其邪，开不了肺气郁闭。要治上不犯中，治表不犯里。

三、药必适量，不宜过大

要避免杯水车薪，也不能药过病所。如玉屏风散是治老年人或卫虚易感冒的方，可用粗末至五钱，煎服疗效较满意。有用玉屏风散使用大剂量，服用三剂胸满不适，改小剂煮散获效，而无胸满之弊。对于慢性病，宜调其所偏，补其不足，推荐煮散。如萎胃灵合四逆散加减每用五钱至一两，使用适当就能治不少疾病。用量适中，还要注意方剂中每味药的分量，如小承气汤、厚朴三物汤，同样还要大黄、枳实、厚朴三味组成。小承气汤是阳明里热结实,治疗目的在于攻下,大黄为主药;厚朴三物汤是气机阻滞,治疗重点在于除满,厚朴为主药。

四、病愈复杂,用药愈精

病情复杂或有几种病,必须抓住重点,抓住主要矛盾,击中要害。危重病人的抢救必须分闭和脱。紧急情况下,开闭或固脱用药要精。慢性病,正气已衰,脾胃功能亦受影响,用药亦宜精,且药量宜小。如补中益气汤,虚热甚者用黄芪一钱,余药皆数分。

五、药不在贵,用之宜当

药之贵贱,不能决定疗效的高低,用适当才能治病。须用贵重药物,亦可找代替之品。《本经逢源》记载:羖羊角(黑羊角)与羚羊角性味稍殊,但与羚羊角功效大致相似。古人有云:"药补不如食补。"

若能注意上述问题,一般也就能花钱少、疗效快、治好病。

第二章　医话心得

第一节　杨学信老师对胃痛慢性萎缩性胃炎治疗经验

一、胃痛病机分析

“胃痛”作为中医辨证治疗慢性萎缩性胃炎的主证，明确病机是辨证论治的前提条件。目前普遍认为该病的病机，多为外邪犯胃，饮食不节，损伤脾胃；忧思恼怒，气郁伤肝，肝失疏泄，横逆犯胃，气机阻滞，日久或因气滞致血瘀，或因脾胃虚弱而致阴虚、阳虚、生湿化热；临床证型多为肝胃不和、脾胃湿热、脾胃虚弱、胃阴不足、胃络瘀血等。脾胃同居中焦，脾主升清，胃主降浊，共司水谷的纳运和吸收，升清降浊，纳运如常，则胃气调畅。若因表邪内陷入里，饮食不节，痰湿阻滞，情志失调，或脾胃虚弱等各种原因导致脾胃损伤，升降失司，胃气壅塞，即可发生痞满。通过对慢性萎缩性胃炎的临床表现及病例表现分析，本病除有胃脘部胀闷、灼痛或冷痛、纳差、嗳气、呕吐等主要症状外，通常还有胃脘刺痛、痛处不移而拒按，食后痛甚，吐血便黑；舌质紫黯或有瘀斑、脉细涩等瘀血停滞的症候。以痛有针刺感，痛处不移为其临床辨证时的特点。胃镜下观察，萎缩性胃炎示黏膜下血管显露清晰，有时见到糜烂和出血点，均提示有瘀血存在。隋巢元方《诸病源候论·否噎病》指出：“血气壅塞不通而成否也。”即说明痞满不单责之于气滞，亦与血行不畅有关。现代医学研究认为，幽门螺旋杆菌(HP)感染是慢性萎缩性胃炎的主要病机。中医方面可以将幽门螺旋杆菌(HP)作为广义的毒邪来认识,而毒邪又有热毒或湿毒之分。热毒之邪久稽于胃,损气伤阴,煎灼营气,使胃阴耗损,内热炽盛。湿毒之邪最易伤脾,日久不愈,扰乱气机,影响脾胃转输水谷津液的功能。若脾胃正气旺盛,则可防御、驱除之,反之毒邪为患,久致毒腐成疡,郁结成积,使胃黏膜固有腺体萎缩,肠上皮化生及炎性反应。

多数学者认为慢性萎缩性胃炎属胃癌前病变。其中医病机的特点为虚实夹杂。虚,重在脾胃气虚,胃阴虚;实,主要是气滞血瘀。有文献表明,本病以脾胃虚弱型多见,占75.4%,大多兼有血瘀。脾胃气虚,胃络血瘀是慢性萎缩性胃炎的病理基础,也是导致慢性萎缩性胃炎→肠化→异型增生→胃癌多步骤转化的主要环节。胃为阳腑,喜润恶燥,体阳用阴,胃病时久,气虚及阴,阴伤者十之八九,加之慢性萎缩性胃炎胃酸分泌量减少或缺乏,可致胃阴不足。杨老师认为,通过对慢性萎缩性胃炎患者临床所表现的胃脘隐痛、痛处不移、纳呆食滞、脘腹胀满等为主要症候分析,大多数患者以脘腹胀满、纳呆食滞为主,其中脘腹胀满症状性质与《金匮要略》所描述的"腹不满,其人言我满,必有瘀血"相同,根据本病"久病多虚多瘀"的特点,结合内镜下黏膜相及胃内有幽门螺旋杆菌(HP)感染等,推测慢性萎缩性胃炎的病机当责之为脾气虚弱,胃络瘀阻,热毒蕴结,即中气虚弱则枢转被郁,致中焦脾胃之气升降失调,气血运行受阻,血运滞涩,胃腑失荣而发为此病。其病位在胃,与肝、脾有密切的关系。感受外邪内伤饮食、情志失调等使中焦气机不利。脾胃升降失调为导致本病发生的病机关键,病理性质总属本虚标实。

二、胃痛治疗经验

杨学信老师善治脾胃病,在治疗慢性萎缩性胃炎方面尤有心得。因本病病机复杂,涉及机体内外环境失调的各个方面,而且每个患者的具体病情也不相同。因此,治疗时既辨证又辨病,抓住发病的每一重要环节的同时,从整体出发,审证求因、切中病机、注意脏腑间的相互关系。通过调整整体功能的活动来促进胃黏膜局部病变的好转。根据中医辨证论治及整体观念的原则,结合历代医家学说及自己的临床经验,总结出以"萎胃灵"为代表方治疗慢性萎缩性胃炎取得了满意的疗效。

1. 审证求因,法崇东垣、天士

杨学信老师认为辨证论治原则始终是中医治疗疾病的精华所在。治疗脾胃病的方药,历代先贤创立而用之有效的颇多,然临证时如何结合具体病症选方用药,杨学信老师认为尚需明察病机,审证求因,辨证施治。杨学信老师特别推崇东垣、天士二家,认为东垣偏于补脾阳而略于补胃阴,偏于升脾而略于降胃,后叶天士则补其不足,提出"脾宜升则健,胃宜降则和""太阴湿土得阳始运,阳明燥土得阴自安",以"脾喜刚燥,胃喜柔润"之理,创立甘平、甘凉濡养胃阴之法。临证中杨学信老师结合自己多年来的临床体会,综合两家之长,提出"补不得峻补、温燥要适度、益脾重理气、养胃用甘平"的治疗原则,在用药方面常选择平和多效方药,并采用双向调节的方法,使脾胃升降平衡,则五脏六腑随之而安。

2. 辨病与辨证相结合

慢性萎缩性胃炎为一组织病理诊断名称,根据中医"胃痛"及"痞满"等所表现的症状并不能完全反映其疾病的病情变化。需在中医辨证论治的基础上,结合现代医学检查手段,如胃镜以及病理检查,才能更加清楚地认识本病,更好地把握本病的发展及预后。比如,同样表现为胃痛或痞满症候的慢性萎缩性胃炎,胃镜下可能表现为胃黏膜红白相间(以白相为主)。同时,存在局部的充血、水肿、糜烂等一些炎性改变，而其所并发的肠化及不典型增生皆为病理检查所见，而临床并无特异症状，因此忽视了其重要性。现代医学认为肠化及不典型增生是胃癌前病变一个重要表现。杨学信老师常言，患者症状的改善只是治疗的第一步，更重要的是要把消除肠化及不典型增生，逆转腺体萎缩作为治疗本病的重点。因此，治疗在益气健脾的基础上，佐以丹参、莪术、皂刺、赤芍、山慈菇、王不留行等化瘀散结药物以祛瘀生新，改善胃黏膜的血运障碍，并建立侧支循环，增加血流量，使局部缺血、缺氧得到改善，促进局部炎症吸收及萎缩腺体复生，从而达到治病求本的目的。另一个方面，现代医学研究认为，慢性萎缩性胃炎的主要病因之一是幽门螺旋杆菌(HP)感染，其感染率以中医的脾胃湿热证型最高，故可认为该菌是一种湿热之邪，苦寒药能清热祛湿，中药药理学实验也证实为抑杀 HP 的药，以黄连、黄芩、大黄等最强。此外，幽门括约肌功能、胃排空功能的异常也是慢性胃炎的主要原因，辛温的补益理脾降气药确有调整胃肠动力的作用，杨学信老师认为党参、干姜、法半夏、厚朴、木香等都对上消化道有促进作用。从某种意义上说，现代医学检查手段，如胃镜以及病理检查等，是对中医望诊内容的扩展和延伸。只有在辨证论治的基础上结合辨病，遣方用药，中西互参，取长补短，方能达到满意的疗效。

3. 调理脾胃，当以护胃为先

胃气又称脾胃之气、谷气，脾胃为后天之本，胃气亦为后天之本。因五脏六腑皆禀气于胃，胃气能养五脏之气，为五脏六腑之大源。

杨学信老师治疗疾病，始终重视脾胃，以保护胃气为先。首先是用药勿伤脾胃，这是调理脾胃的前提。脾胃不仅是气血生化之源，也是药物受纳、吸收、发挥药效的重要环节，因而临床用药必须时时顾护脾胃。如临床用寒凉药物应注意中病即止，以免凉遏损伤胃气，或适当加入温运之品，以助阳化气，更利于药物发挥作用；而补虚药多属甘味滋补之品，有妨碍脾胃运化之弊，可少佐醒脾行气之品，使之补而不腻，做到动静结合；用辛香燥烈行气之品时可能会损伤胃阴，而少佐益胃之品以防辛散耗阴且顺应脾胃的生理喜好。对于一些大辛大热，如附子、干姜等耗气伤阴药物及苦寒伤胃药物，如生大黄、黄芩、芒硝等，均避免多用，除非必要，也是短期使用，中病即止。如治疗因脾气虚弱，不能为胃行其津液而致便秘，杨学信老师首先在健脾益气药物，如黄芪、太子参、党参、山药、薏米等的基础上，加润肠养阴之品，如当归、火麻仁、肉苁蓉、何首乌等，并佐以理气、活血、养血之剂，如木香、枳壳、陈皮、玉片、莱菔子等，使补而不滞，并增加其推荡之力，使邪去正安。其次，在治疗各种慢性疾病，长时间使用一些攻泻药物，如活血化瘀、破血药、虫类药物，这些药物因有败胃之弊，弃之不用，则势必影响疗效，用则又“投鼠忌器”有“瞻前顾后”之忧。因此，常加薏米、山药等护胃之品，以防攻伐太过。

“四季脾旺不受邪”“土为万物之母”均是先贤重视脾胃，强调脾胃在预防疾病，保护健康方面的精辟论述。因此，护胃既可使气血化源充足，鼓舞正气，抵御外邪，气血畅通，又可保证祛邪药物发挥作用，还可因脾胃健运，改善食欲，改善精神而增强病人治病信心。正所谓“得胃气者生，失胃气者亡。”《景岳全书·杂证谟·脾胃》云：“凡欲察病者，必须先察胃气；凡欲知病者，必须常顾胃气。胃气无损，诸可无虑。”保护脾胃，不使脾胃受损，就显得尤为重要。故杨学信老师用药以护胃为先，多用太子参、党参、白术、山药、薏米等健脾益胃之品使化源充足，实乃治本之举。

4. 治脾胃必重舌诊

阳明胃腑，多气多血，胃中气血夹邪气上潮于舌，则形成各种各样的舌苔。脾胃病就其属性而言，有寒证、热证、寒热错杂之分；以虚实而言，有虚证与实证之别。古有“舌为胃镜”之语，故杨学信老师认为察舌验苔，是诊治胃病之重要手段。概言之，有苔为实，主湿滞；无苔为虚，主阴亏。苔白主寒，苔黄主热；治疗用药，先以舌象为指导，若舌苔白厚，为寒湿中阻，当用辛温燥湿之品；舌苔黄腻，为湿热壅结，宜苦寒清利之剂；若舌苔黄白相间，为寒热错杂之象，多由腹部受寒或饮食生冷，阴寒凝滞，阳热郁遏，寒凝热郁，胃失和降致胃脘疼痛，其兼证寒热共有，治宜温凉同用，辛开苦降，以干姜、黄连相伍；若舌质淡润胖大，边有齿痕，苔厚腻，黄白相间，或边白心黄，则合用藿朴夏苓或三仁汤加减；若舌面光滑无苔，为胃阴不足之象，则须沙参、天门冬之类久服以濡养胃阴，待舌苔渐生，病情会有转机，此时虽有胀痛，也慎用辛燥。

5. 重视脾胃升降理论，以调气为先

脾胃为后天之本，气血生化之源。其功能特点主要集中于升与降。脾为阴藏，主运化，布散精微，胃为阳腑，主受纳，腐熟水谷，脾喜燥恶湿，胃喜湿恶燥，两者互为表里，一阴一阳，一升一降，升降相因，不但主持着水谷的腐熟，精微的布化，而且关乎整个人体的阴阳，气血水火之升降，所以为人体升降之枢纽。如《皇帝内经·素问·阴阳应象大论》云：“浊气在上，则生胀。”《脾胃论》也云：“清气不升，九窍为之不利。”叶天士认为“脾宜升则健，胃宜降则和”。胃病以通为要，六腑以通为补，胃为六腑之一，为水谷之腑，以通为用，以降为顺。胃和的关键就在于胃气润降。降则生化有源，出入有序；不降则传化无由，壅滞成病。只有保持舒畅通降之性，才能奏其纳食传导之功。肠胃为囊，无物不受，易被邪气侵犯而盘踞其中。邪气犯胃，胃失和降，脾亦从而不运。一旦气机壅滞，则水反为湿，谷反为滞，即可形成气滞、血瘀、湿阻、食积、痰结、火郁等。寒则凝而不通，热则壅而失降；阳主动，伤阳者滞而不运；阴主濡润，伤阴者涩而不行。萎缩性胃炎病延日久，脾胃虚弱，纳运失常，气机阻滞，常出现脘胀痞满之候。因此，杨学信老师临床治疗遵守脾升胃降的理论，着重于疏通气机，使上下畅通无阻，气机升降出入正常则寒热自除，阴阳调和。正如《医学传真》所说："夫通者不痛，理也。但通之之法，各有不同，调气以和血，调血以和气，通也。上逆者使之下行，中结者使之旁达，亦通也；虚者助之使通，寒者温之使通，无非通之之法。若必以下泄为通，则妄矣。"临证郁则解之，瘀则行之，虚则补之。寒则散寒，实滞者消导，气滞者理气，热邪者泻热，血瘀者化瘀，阴虚者则养胃阴。胃气虚者，气机不运，虚中有滞，宜补虚行滞，又不可壅补。凡此种种，虽有温清、补泻之不同，都寓有通降的法则。

脾胃为仓之廪官，水谷之海，无物不受。若脾胃亏虚，运化失司，升降失调，清浊相干，湿滞又可从中而生，所谓因虚致实，虚中夹滞。由于湿滞为病因，故病人出现胃脘痞满，乏力纳呆，口苦而干，舌质淡而苔微黄腻等寒热错杂，虚实互见等症候。对此，杨学信老师效仲景诸泻心汤法，加用黄连、半夏、生姜等以温清并用，辛开苦降。温补辛开可健脾运脾，苦降清泄可解除郁热。辛药多热，苦药多寒，辛热药与苦寒药配伍组合，则一薄一厚，一阴一阳，开散升浮，轻清向上，通泄沉降，重浊向下，清热而不患寒，散寒而不忧热，二者相反相成，相激相制，从而平衡阴阳，斡旋气机，开结消痞，行气滞而利其湿，复其升降之性。

气机的升降，与肝、肺亦有密切的关系，肝主疏泄，具调畅气机的功能。凡气机之病，必求治于肝。脾之所以升，肝辅之也。是故木郁则土壅，木疏则土旺。杨学信老师对于气机郁滞，肝脾不和者，常合四逆散以调和肝脾，畅达气机，复其升清之性。脾主运化水谷，化谷如沤，肺主布散精微，输布如雾，脾需肺之协助，才能完成水谷精微的布散。肺为气之本，司宣降之能，肺气降胃气亦随之降也，故于健脾和胃之品中，酌加杏仁、瓜蒌等宣肺解郁，使湿阻碍运，复其降浊之职。

6. 明辨药性，精于组方

脾胃的生理特性不同，具体而言，脾恶湿而喜燥，脾为阴脏故脾病多寒，胃则恶燥而喜润，胃为阳腑故胃病多热。因此，在临证中必须考虑到脾胃的不同生理特性，明辨药性，使润燥搭配合理，寒热协调适度，方能起到应有之效。杨学信老师用药，常以辨证为准，在治疗上依据病变轻重程度，依据药物的性味归经，调整相应的用药层次，组方用药贵在清灵，力求清润不腻，寓流通之性；甘补不壅，具展运之用，使脾升胃降，寒热适宜，阴阳调和，在临床上收到了很好的效果，如阴虚夹湿，分清标本虚实，缓急轻重，先用宣化、渗利、疏导之法，渗湿选薏仁、茯苓平淡之味；宣化用杏仁、藿香宣发肺气，升发脾阳，清化湿邪，疏肝以佛手、川楝子，而不用辛香走窜之品，以防伤胃阴辅以白芍、甘草酸甘化阴，使湿热得除，升降复常，再以益气生津，养阴固本，药用太子参、山药、麦冬、玉竹。

（1）组方擅用健脾药。根据脾胃特性，权衡升降润燥，痞满虽病在胃，与脾密切相关。脾胃同居中焦，最易互相影响。胃痛日久，累及脾脏，脾之阳气受损，运化失职，清气不升、浊气不降，中焦升降失常，不得流通，故作胃痞。《脾胃论》之“善治者，唯有调和脾胃”，《慎斋遗书》则曰：“治病不愈，寻到脾胃而愈着甚多”，强调久病不愈当治脾胃。萎缩性胃炎基本在于脾胃气虚，可见补益脾胃之必要。杨学信老师认为，脾贵在运不在补，益气应以健运脾胃为先。脾胃运化正常，气血才能生化无穷，脾胃健则气血旺。如《吴医汇讲》云：“盖脾主运化，其用在于健运。”《类证治裁》也说：“脾运则分输五脏，荣润四肢……脾气以健运为能。”杨学信老师常用黄芪、太子参（党参）、白术、苍术、薏仁、山药、扁豆等甘平微温之品以健运中气。因肺为气之体，重用黄芪，以补肺气，益皮毛而固腠理，不令自汗而损其元气，故为主药；脾为肺之母，脾胃一虚，则肺气先绝，故辅以太子参以补脾胃之气；白术味甘而温，苍术辛苦而温，健脾运脾，以促生化之源，薏仁除湿而不助燥，益气而不滋湿热，成为益中气要药。因此，黄芪、太子参、白术、苍术皆甘而微温之品，归脾肺经可补气升阳，气旺血亦旺则化源充足。古有"脾旺而不受邪"之论，气血充盛则诸疫难生。

（2）组方常用行气药。宜甘温调中，慎用开破。萎缩性胃炎基本上是虚证，或因虚致实，虚实夹杂之证。因此，在健脾的同时常用行气药，遵循理气通降的法则，分析药性的寒凉温热，补脾不忘行滞，时常先通后补，或通补兼施，其意义：一是此类药物本身有理脾和胃的作用；二是起到补而不碍气机，调气而不伤正，有"寓消于补"之意，并能以行气通达，使益气、健脾、活血等药物发挥相辅相成的作用。常用木香、砂仁、枳壳、厚朴、陈皮等，既能健运中宫，缓中止痛，又可开发郁结，气转痞消。

（3）组方配用苦寒药。在健脾的同时常配用苦寒药，在甘补的同时用以苦泻，一方面使补而不热，另一方面，脾恶湿，用苦燥之。所谓"诸湿肿满，皆属脾土。"湿之为病，有内外、寒热之别。内因之湿，由于饮食者，如酒酪炙之属；由于停积者，如生吃瓜果之属，多伤人脏腑肠胃也。湿从内生，多由气血之虚，水不化气，阴不从阳而然，即湿从外入，亦由邪之所凑，其气必虚之故。《医学传灯》云："至于湿从内中者……如茶酒汤水，脾虚不能消散。"CAG 癌前病变以脾胃为中心，脾胃气虚，运化不力，湿从内生，蕴久则可化热。复加 CAG 患者常合并幽门螺杆菌感染，或胆汁返流，或偏嗜辛辣、肥厚、烟酒等，易出现湿热中阻之候。如丹溪所云："六气之中，湿热为病十常八九。"此时，杨学信老师常用黄连、栀子。二药均具苦寒之性，功能清热燥湿。《别录》谓其"疗痰热、胃中热"，《药性论》则言其"治肠胃不利"。

仲景用芩、连善治湿热中阻,胸膈痞闷,如其诸泻心汤者也。杨学信老师认为,两药相伍,清热解毒之力倍增。《温病条辨》又云:“湿为阴邪,非温不化。”因此,杨学信老师又常以辛香芳化之品宽中顺气,通畅脾胃,如炒苍术、厚朴、藿香、佩兰、杏仁、砂仁、石菖蒲等。如此寒热并用,用温佐凉,用凉佐温,做到清热须防苦寒败胃,化湿慎勿辛燥助热。常用黄连、栀子、白花蛇舌草。现代药理研究黄连清丌苦降。具有灭菌的作用。幽门螺旋杆菌试验阳性的必用;泄泻时必用,取其厚大肠的作用。

(4)组方巧用消导药。治疗脾胃病用消导药是杨学信老师的特点之一,如麦芽、谷芽、神曲、山楂、鸡内金等。用消导药有三大好处:一是消食滞以和胃;二是防止气、血、痰、湿热诸邪与食互结;三是可以启动脾胃纳运之机,恢复脾胃之气化,促进消化。焦山楂,消食化积,活血化瘀,故兼有瘀象更适合,萎缩性胃炎、胃酸缺乏者首选。

(5)组方必用养阴药。胃分阴阳,胃阴者,胃之津液也,为胃腑的根本,胃之受纳腐熟必赖胃阴的濡润。CAG 癌前病变中老年患者尤多。《黄帝内经》云:“人年四十而阴气自半。”该病反复缠绵,易生癌变,患者大多情绪不畅,心情抑郁,郁久化热,耗伤胃阴。因此,CAG 癌前病变胃阴不足之证甚为多见。现代研究表明,CAG 患者多胃酸缺乏或胃固有腺体减少、萎缩,分泌功能降低,G 细胞减少或消失,类似于中医学之胃阴不足。胃为阳土,喜润恶燥 ,故治疗胃阴不足之证,当以甘凉柔润为主。如叶氏所说:“宜用甘药以养胃之阴”,“甘凉益胃阴以制龙相,胃阴自立”(《临证指南医案》)。杨学信老师综前人之经验,认为 CAG 癌前病变出现胃阴亏虚证时,病情深重,治当缓图。养阴益胃贵在柔润,杨学信老师常用药如沙参、石斛、百合、麦冬、玉竹、甘草等,皆为甘凉柔润之品。若胃阴不复,可加乌梅、白芍等酸味之品,酸甘合化,使“酸得其助而阴生”。为防阴柔之品呆滞气机,方中当参入木香、佛手、青陈皮等顺气和中药,脾胃气运转药力,调畅枢机;或于养阴药中少生姜、半夏、炙鸡内金、焦山楂等和胃消导、醒脾理气之品,以助流通;少用或忌用滋腻之品,恐壅滞不运,更碍脾胃。此外,杨学信老师还强调,孤阳不生,独阴不长。如《景岳全书》云:“善补阴者,必于阳中求阴,则阴得阳升,而泉源不竭。”在养阴益胃时佐以黄芪、党参等甘而微温之品,以期阳生阴长。

(6)组方参用活血药。久病入络,气血同源,“气为血之帅”,“气行则血行”,故在使用益气健脾药的同时使用活血养血药,使脾胃本身得到濡养,又去腐生新,使瘀血去,新血生,用理气的方法,调整脾胃的升降功能,用活血的方法促进胃黏膜细胞的再生,是治疗胃黏膜肠上皮化生的方法之一。特别是对萎缩性胃炎的病人还有利于胃黏膜的再生及溃疡的愈合。慢性萎缩性胃炎伴生肠化及不典型增生,是一个慢性、长期渐进的过程。脾胃为人体气血生化之源,脾胃一虚则诸症蜂起,痰浊、瘀血从中而生。痰、瘀既是病理产物又成为新的致病因素。所谓“久病入络”“久病必瘀”之谓。清代医家王清任有“结块者必有形之血也”的观点。胃癌前病变在胃镜下所见到的“花斑样改变”“血管扭曲,血管壁显露”黏膜表面凹凸不平或呈结节等当是异型增生、肠化生程度在瘀血证中的直观表现。然“瘀血不去则新血不生”患者易见面色无华、消瘦等血瘀之候。故活血通络当兼顾养血,寓养血于活血之中,常用丹参、莪术、皂刺、王不留行、赤芍等药。其中丹参、赤芍活血散瘀,莪术、皂刺、王不留行活血行气祛瘀消肿,共奏祛瘀生新,推陈出新之目的。临床研究表明,活血化瘀药物可改善胃黏膜微循环,并建立侧支循环,增加血流量,使局部缺血缺氧得到改善,促进局部炎症吸收,增生消退及萎缩腺体复生。杨学信老师强调,因瘀血的病理过程较长,祛除瘀血不可急攻,故宜养血活血,而不可妄用破气峻攻之品。况破气逐瘀之药久用易伤胃气,脾胃愈损，于病无补。同时气药辛散太过可耗正气，配伍血药，散中有收，补中有通，而达到收散平衡。

7. 用药的“三宜三忌”

杨学信老师常谓“医乃仁术，身心性命攸关”，故遣方用药，求精求简，为此在临证中提出“三忌三宜”：即一忌峻补、二忌温燥、三忌滋腻，宜补而不滞、宜温而不燥、宜滋而不腻。杨学信老师指出，在脾胃病的治疗中，调理恢复脾胃功能是其根本目的。因此，应当根据病人不同情况，重视药物配伍，提高疗效，减少副作用，对一些可用可不用的药，再三斟酌，权衡利弊，以决定取舍。杨学信老师结合现今人们的体质，及人们生活水平的提高，膏粱厚味已成日常，每每伤及脾胃运化而生湿邪，而湿邪内生，热化多见，气血瘀阻，伤及胃阴亦为不少，所以治疗用药既不能克伐太过有伤于脾，又当适度掌握方药配伍及剂量大小。如辛香理气药，少则可行气化湿，悦脾醒胃，过用则破气化燥反损脏腑，对阴血不足及火郁者更当慎之，以防止耗阴助火，故用丁香、沉香等辛窜温燥之品，均不超过 6 克，并常配伍白芍以制约其性。至于濡养胃阴之山药、石斛、沙参等，则不吝于用，随证化裁。杨学信老师对山药一味亦情有独钟，其稠黏留滞之性，药存胃腑，在上能补肺生津，与半夏相伍，不虑其燥，在下能补肾敛冲，则冲气得养，自安其位，用于呕恶尤宜也。杨学信老师组方严谨，补中有消，散中带收，动静结合，刚柔相济，润燥相宜为其特点，补后天以益脾胃之气，清胃热以除中焦壅滞，行气活血以散胃络血瘀，同时不忘佐甘缓之品敛阴以防其过。

8. 重视调护，未病先防

调护是患者配合医疗所必需的措施，但医者又必须关切，此中有“治未病”的因素。脾胃病形成的主要因素，不外情志、饮食、起居三方面的不利因素，这恰又影响到疗效，所以必须嘱患者保持情绪乐观，忌恚怒、忧思，饮食要有规律，忌暴饮暴食、久饥过饱，忌酒辣油腻、生冷硬食，起居要寒温适时，生活有序。

总之，杨学信老师在精研《黄帝内经》《伤寒杂病论》的基础上，尤为推崇《脾胃论》《血证论》等著作，他认为，脾胃为气血生化之源，气机升降之枢纽，调理脾胃亦即是调理气机、调理气血。气恒于动，降中有升，升中有降，升降相因，出入不已。阴阳相配，纳运结合，才能协调平衡。因此，其在临证时，非常重视对脾胃的调理。通过跟师学习，在老师的指导下，加深了对中医基本理论的认识，对《黄帝内经》《伤寒论》《金匮要略》及李东垣《脾胃论》有了较深的理解。在全面继承的基础上，我的学习比较偏重于对脾胃病尤其是慢性萎缩性胃炎治疗经验的整理。回顾跟师 3 年的学习过程，首先从老师的学术渊源入手，通过临证侍诊及跟师抄方，逐渐熟悉并掌握了老师的临证思维及用药特点。在治疗慢性萎缩性胃炎的临床实践中继承了老师的特色。杨学信老师认为辨证论治原则始终是中医治疗疾病的精华所在，在诊治疾病时，既要坚持中医传统的四诊合参、八纲辨证，又要结合现代医学的研究成果，坚持辨证与辨病相结合，取长补短，才能更好地认识疾病。杨学信老师根据本病病程较长，缠绵难愈的特点，结合内镜下黏膜相及胃内有幽门螺旋杆菌(HP)感染等，提出慢性萎缩性胃炎的病机为脾气虚弱，胃络瘀阻，热毒蕴结，致中焦脾胃之气升降失调，气血运行受阻，血运滞涩，胃腑失荣而发病。其病位在胃，与肝、脾有密切的关系。脾胃升降失调为导致本病发生的病机关键，病理性质总属本虚标实。因此，治疗上非常重视脾胃是气机升降之枢纽，气机的调畅在于脾升胃降的理论，“脾宜升则健，胃宜降则和”。其遣方用药别具特色，常以辨证为准，在治疗上依据病变轻重程度，调整相应的用药层次，组方善用健脾药，常用行气药，必用养胃药，配用苦寒药，巧用消导药，参用活血药等药物，创造性地提出“补不得峻补、温燥要适度、益脾重理气、养胃用甘平”的治疗原则，使脾升胃降，寒热适宜，阴阳调和，所拟“萎胃灵”方即体现于此，其在临床上的良好疗效吸引了众多的病人。通过对老师治疗慢性萎缩性胃炎的总结和继承，加深了对中医脾胃学说的认识，体会到中医在治疗慢性病方面所具有的优势，也更加坚定了自己今后的努力方向。

第二节　杨学信老师对眩晕高血压病治疗经验

杨学信老师着眼于病人整体的动态平衡，调整阴阳，扶正纠偏，概括性地提出风、火、浊、毒、虚既是高血压病发病的病因，又是肝脾肾功能失调的产物。因此，从脏腑经络同病的角度灵活辨证，即辨外邪之象，又辨脏络之变，治以一证一法一方，综合调整脏腑功能，祛除脏腑及经络中的病邪产物，特别是对于阳亢湿阻型高血压病，应用平肝活络利水法，研创使用调压汤，调整脏络的气血阴阳平衡，祛邪畅络，取得了良好的证治效果。现做如下详述。

一、病因病机

（一）风、火、浊、毒、虚是高血压病发病的病因

现代医学所讲其发病原因遗传因素占 60%，饮食因素中摄盐越多，血压水平和患病率越高。另外，精神刺激尤其生活和社会压力增大，高血压病的发病率增高，其他考虑与体重、阻塞性睡眠呼吸暂停综合征（OSAS），OSAS 患者有 50%有高血压，且血压高度与 OSAS 病程进展有关。祖国医学中所讲其与内因和外因有关，内因包括情志因素，外因包括饮食起居、淫邪侵袭。杨学信老师认为，无论外邪、情志还是饮食等病因，高血压病因总括可归为风、火、浊、毒、虚。

(二)无风不作眩

高血压病的首发症状多为眩晕且常伴随病程始终。有关眩晕最早见于《黄帝内经》,此开创了虚实皆可致眩的先河,为后世医家辨证用药提供了理论基础。风有内外之别,《黄帝内经》认为风为百病之长,眩晕发病,风居其首,故曰“无风不作眩”。风,主要指外风,外风多由风邪太过所致,《黄帝内经·素问·气交变大论》曰:“岁木太过,风气流行……甚则忽忽善怒,眩冒巅疾。”《皇帝内经·素问·至真要大论》有“诸风掉眩,皆属于肝”。掉,摇也;眩,晕也。肝主风,风性动摇。如发生之际,其动掉眩巅疾;厥阴之复,筋骨掉摇之类者,故眩晕与外风气候(五运六气)有关。此与内风相关。《灵枢·大惑论》曰:“故邪中于项,因逢其身之虚,其入深,则随眼系以入于脑,入于脑则脑转,脑转则引目系急,目系急则目眩以转矣。”肝位于东方得风气之先,其虚实皆能致之动摇。因此,内风与肝脏关系密切,多由于肝木生风而起。

(三)风火皆属阳,多为兼化,皆可逆冲于上,发为眩晕

《黄帝内经·素问·阴阳应象大论》曰:“诸逆冲上,皆属于火。”若火热扰乱清窍,则可见眩晕,症可见面红目赤、舌质红,或口舌生疮,或牙龈肿痛等。“五气可化火”即由风、寒、暑、湿、燥邪转化而来;也可有情志因素,喜、怒、忧、思、恐在一定条件化火,称“五志化火”。宋金元时期诊治眩晕临证实践与理论创新,刘完素提出“风火皆属阳,多为兼化”的理论,强调风、火眩晕的相关性。杨乘六在《医宗己任编》文中开头即肯定地说:“眩晕之病,悉属肝胆两经风火。”其后首先对为何眩晕病性属风火进行了简单阐述,因“风火属阳,阳主动,故目眩转而头晕也。譬如火焰得风,则旋转不已。”究其缘由,均归于肝胆两经邪气相传。“肝主筋,肝有风火,则筋病,而上注者,壅而不行,所谓目系者,因风火而燥,燥则收引而急,急则目眩”。胆经与足

厥阴肝经相连,且互为表里,故胆经风火,亦致眩晕。

(四)痰湿瘀血和而为浊,浊留体内,气血不畅,经络受阻

因痰至眩说始于仲景,其虽对眩晕一证未有专论,但认为痰饮是眩晕的主要原因之一。如《金匮要略》所云:“心下有支饮,其人苦冒眩,泽泻汤主之”,“卒呕吐,心下痞,膈间有水,眩悸者,小半夏加茯苓汤主之”,“心下有痰饮,胸胁支满,目眩”。《金匮要略》在治疗眩晕的方剂中涉及痰饮病机者约占一半, 可见痰饮在眩晕中的重要性。痰饮即是致病因素,又是脏腑病理变化的产物。瘀眩的提出始见于虞传的《医学正传·眩运》说:“外有因坠损而眩运者,中有死血迷闭心窍而然,是宜行血清经,以散其瘀结。”王清任《医林改错》提出用通窍活血汤治疗昏晕。唐容川《血证论·瘀血》有“瘀血攻心,心痛,头晕,神气昏迷,不省人事”等记述,都在不同程度上反映了这种病理变化。

二、治疗经验

(一)浊毒日久化毒,毒损脏络,功能失常

杨学信老师认为痰湿、瘀血皆是津液代谢的病理产物。痰瘀同源同病,且和而为浊。早在《灵枢·邪客》谓:“营气者,泌其津液,注之于脉,化以为血。”《灵枢·痈疽》中就指出:“津液和调,变化而赤为血。”阐明了津血同源互化的关系。又《景岳全书·杂证谟·痰饮》云:“痰涎本皆血气,若化失其正,则脏腑病,津液败,而血气即成痰涎。”《血证论·瘀血》道:“血积既久,亦能化为痰水。”《医林改错·隔下逐瘀汤所治之症目》曰:“郁久火热内生,煎灼亦易致瘀。”即为血受热则煎熬成块。以上说明瘀血是湿痰热病的必然产物。血瘀时间越久,血瘀临床表现越明显。如舌质紫暗或舌体瘀斑,舌下静脉迂曲、怒张,肢体麻木疼痛,头疼胸痛等,甚至形成血栓,发生中风。这表明高血压病发展为类中风的表现,是血液黏稠度增高,微循环发生障碍的

结果。

痰饮、瘀血作为津液代谢的病理产物，其本身化毒，谓之浊毒。浊久腐化，久则凝聚成毒，使疾病顽缠，或危重，或反复难愈。杨学信老师强调毒邪在中风发病中的重要性，指出眩晕常是瘀毒、热毒、痰毒互结成浊，破坏形体，损伤脏络。

（二）脏络俱虚

杨学信老师认为脏络俱虚是高血压病发展的最终阶段，相当于高血压病所致心、脑、肾受损阶段。张介宾云："虚者居其八九，而兼火兼痰者，不过十中一二耳。"杨学信老师认为人过六旬则脏腑功能渐衰，虚则作眩，高血压病当以治虚为主。

（三）脏腑经络同病及功能失调是高血压病内在病机

疾病的产生是整体功能失调、脏腑经络病理变化的反应。脏腑与经络本身就是互为络属，互为相应的。人体的经络，是全身气血往来循行的通路，它内属五脏六腑，外联官窍、关节、皮毛，将脏腑肢体联成统一的机体。当邪气侵入人体时，由于病的性质不同，脏腑功能，气血盛衰的不同，致使受邪的部位以及发生的症状亦有各自不同。这些症状，可以由脏腑功能异常反映出来，亦可从它们所络属的经络循行的通路上反映出来，正如《灵枢·邪客》所载："肺心有邪，其气留于肘；肝有邪，其气留于两髀；肾有邪其气留于两辨。"说明了脏腑与经络的密切关系。东汉张仲景以六经论伤寒，脏腑论杂病，无论是外感伤寒还是内伤杂病，都可能会有眩晕症候出现。从他们的著作中可以体会出脏腑经络疾病是可以相互转变的。一脏有病（先病）可以传入他脏（后病），一经有病（先病），可传入它经（后病）。经络受邪可传脏腑，脏腑病变也可以反映于经络。张仲景称之为"眩冒"。见于《伤寒论·卷第三》："太阳病发汗，汗出不解，其人仍发热，心下悸，头眩，身润动，振振欲僻地者，真武汤主之。"本条文之头眩证治疗用温阳利水真武汤。《伤寒论·卷第四》:“太阳与少阳并病,头项强痛,或眩冒,时如结胸,心下痞硬者,当刺大椎第一间,肺俞、肝俞,慎不可发汗,发汗则谵语。”本条文之眩,乃胃失通降,结胸心下痞硬饮邪上逆头脑清窍而作。《金匮要略》中妇人杂病脉证并治第十二载:“卒呕吐,心下痞,膈间有水,眩悸者,小半夏加茯苓汤主之。”杨乘六在《医宗已任编》文中开头即肯定地说:“眩晕之病,悉属肝胆两经风火。”胆经与足厥阴肝经相连,且互为表里,故胆经风火,亦致眩晕。

杨学信老师对高血压病从脏腑、经络入手总结出其独特的治疗思路。在临床诊治过程中应用脏腑,经络同病理论进行辨证,察疾病之分毫,以便于疾病治疗。杨学信老师在长期的临床实践中发现高血压的发病过程具有由实转虚的规律性,涉及多脏。开始多属阳亢型,继之阳亢伤阴耗液,即:早期肝的气血失和,中期脾的升降失司,最后归结于肾阴不足。临床多表现为阴虚阳亢型。病程日久,阳损及阴,阴损及阳,终则阴阳俱损,转为阴阳两虚型,如累及心脾,血运不畅,属于痰瘀互结成浊毒,脏络受损,气阴两亏型。对于肝肾阴虚、肝阳上亢、络脉失常型眩晕,应用平肝潜阳利水法,从肝脾肾三脏入手,调节脏腑阴阳气血平衡,同时祛邪畅络,使用调压汤,取得了良好的证治效果。

(四)临证灵活思变,即辨外邪之象,又辨脏络之变

《黄帝内经·素问·阴阳应象大论》曰:“论理人形,列别脏腑,端络经脉,会通六合,各从其经;气穴所发,各有处名;豁谷属骨,皆有所起;分部逆从,各有条理;四时阴阳,尽有经纪;内外之应,皆有表里。”人体由脏腑、经络、筋骨、九窍等组织器官所构成,生命活动的进行,主要是依靠后天所化生的气血津液通过经脉输布于全身、营养各个脏腑组织器官,以进行功能活动实现的。人体的气血,在生理上是脏腑经络等组织器官进行功能活动的物质基础。《黄帝内经·素

问·调经论》曰："血气不和，百病乃变化而生。"以上文献记载说明高血压病的发生与脏腑经络气血津液失常有密切的关系。

杨学信老师认为在高血压病的发生原因与风、火、痰、虚、瘀相关，脏腑、经络同病是其发生的决定性因素，所以在临床治疗中提倡"灵活思变，既辨外邪之象，又辨脏络之变"之法，认为无论经典还是现代理论在认识疾病和治疗上从因到果，由果推因，气血为人体生存的根本元素，气血流通于脏腑、经络和四肢百骸。风邪与肝的关系密切，且有内风和外风之分。内风多由肝血不足，血虚生风，或肝肾阴虚，肝阳上扰，或肝气郁结，化火伤阴所致动风。风邪容易化火伤阴，阳亢于上可见头目胀痛，心烦易怒，阴亏于下可见烦热，口干便结。痰湿之邪多与脾脏有关。脾主升清，运化水谷精微，若过食甘肥膏粱厚味太过，或思虑劳倦过度等，伤及脾胃，使脾失健运，以致水谷不化，反而聚湿生痰，痰浊中阻，升降之机为之闭塞，则清阳不升，浊阴不降，上泛蒙蔽清窍，而头目眩晕。痰浊中阻初起多为湿痰偏盛，日久痰郁化火，又成为痰火之患。人体康健时津液澄清，一旦有病则血气不和，致经络壅塞而生热，热则津液变浑浊，转生痰，且痰多与火相结合，故有"火为痰之本，痰为火之标"之说。火邪与肝关系仍为密切，火邪又常与痰邪相结合。《河间六出》有"风木旺必是金衰不能制木，而木复生火，风火皆属阳……阳主动，两动相搏，则为旋转……人或乘车跃马登舟环舞而眩运(晕)者，其动不正而左右纡曲"。其意为病在肝木，实为金衰，以致木生火，风动火炽而引起眩晕。化火动风者，采用清、镇、潜、降之法。突出清潜之意，忌用辛温香窜，以及鼓荡血液之品。临床方剂中应用草决明、葛根、野菊花，清散邪热，去肝火；天麻、钩藤、珍珠母以镇肝风，潜肝阳。采用"上病下取"以清热顺气。如明代医家缪仲醇所说："东南之地，素多湿痰，质多柔脆，往往多热多痰，真阴既亏，内热弥甚，煎津液，壅塞气道，不得通利，用药以清热顺气之品。”杨学信老师经验，引血下行、清热顺气之品，习用牛膝之类。肝肾阴虚，水不涵木者，则滋肾养阴柔肝。朱丹溪常云：“人阴常不足，阳常有余，宜常养其阴，阴与阳齐，则水能制火，斯无病以矣。”去其有余，补其不足，杨学信老师常用生熟地、山萸肉以养阴津，生血脉、补肝肾，即所谓“欲夺之，先与之”。使周身气血“升已而降，降已而升”，有规律地运行不息，达到阴平阳秘的动态平衡。从而使清阳上升，浊气下降。升降有序，血液流通，血压乃常。如脾气虚可导致清阳不升，清窍失养，而见头昏耳鸣，精神萎靡。由于气和血的关系极为密切，气虚则血的生成减少及运行不畅，或出现气不摄血，血溢脉外的现象。治疗时应灵活思辨，从气血到脏腑经络，从体表到体内，重在宏观变通。如病期较长的老年人，多为虚眩及瘀眩。瘀眩者见于经脉气血日衰，血脉运行不畅，瘀阻清窍，气血不能上荣于头目，发为眩晕。或久病气虚，气不摄血，血溢耳窍脉外，致血滞而为瘀，致脉络痹阻，满而为病作眩晕。气虚血瘀眩晕多因脉络痹阻，脑脉失养。杨学信老师认为眩晕无瘀血指征者，不可妄投活血破瘀之药，以免鼓荡血流，损害血管。如有血瘀者须参用活血去瘀之药以通之。同时还需加用养血敛阴之药，以增强疗效。川芎为血中气药，入肝、胆、心包经。其性走而不守，能上行巅顶，下达血海，外彻皮毛，旁达四肢，故有活血行气的作用。白芍既能养血敛阴以治血虚。通过灵活思变，使气血充足正常流通与脏腑经络，血压自然会降到正常。

（五）治则以一证一法一方，主用平肝活络利水法

中医理论强调辨证论治，整体调理。杨学信老师在临床实践中发现，高血压辨证论治中更需要对证对法对方。结合中医经典理论和相关研究，提出治疗高血压病重在强调“一证一法一方，主用平肝活络利水法”，发挥“将军之官”指挥作用。对于肝肾阴虚、肝阳上亢、

络脉失常型眩晕,应用平肝活络利水法,从肝脾肾三脏入手,调节脏腑阴阳气血平衡,同时祛邪畅络,平抑肝阳以治肝阴不足、肝阳上亢。对于血瘀较甚者如脑部疼痛,面色晦暗,舌质紫暗,且有瘀点、瘀斑,舌下静脉怒张,脉滞涩的可加入路路通以增强活血祛瘀的作用。对于后期高血压病继发的肾功能障碍类者,症见头晕目眩、耳鸣、腰膝冷痛、全身乏力、喜温恶冷、两足痿弱、下肢浮肿、小便不利或夜尿频频、精液清冷、舌淡胖少苔、脉虚弱无力。在温补肾阳、活血化瘀的基础上,可同时加用胶类药物,如阿胶、鹿角霜等,以改善血管弹性,增强治疗效果。在治疗肝肾阴虚,络脉失常眩晕的代表方剂调压汤(组成:草决明 30 克、葛根 20 克、川芎 20 克、泽泻 20 克、生地 20 克、熟地 20 克、生白芍 30 克、天麻 12 克、钩藤 15 克 、珍珠母 30 克、茯苓 20 克、川牛膝 20 克、路路通 10 克、地龙 10 克、生甘草 10 克、野菊花 15 克)。此方剂是杨学信老师独创,取得了良好的治疗效果。

(六)善用对药,别具特色

中医学强调药物的配伍,从组成分类可追溯至《黄帝内经》。《黄帝内经·素问·至真要大论》有“君一臣二,制之小也,君一臣三佐五,制之中也;君逸臣三佐九,制之大也”,“君一臣二,奇之制也,君二臣四,偶之制也;君二臣三,奇之制也;君二臣六,偶之制也”。灵活运用君、臣、佐、使之间的关系,提出药物之间的“相须、相使等七法”使方剂治疗效果更加显著,甚至出奇效。杨学信老师在中医经典理论的支持下,巧妙地把相须、相使等用在治疗高血压病中,使临床降压作用更为显著,高血压病并发症消失,并且作用持久不易复发。我们应用数据挖掘软件 spssclementine 进行分析,相关网络节点用来表示两种或两种以上药物之间的关系的强度分析发现, 钩藤和珍珠母、川芎和路路通、葛根和草决明、丹参和路路通、泽泻和茯苓、川芎和丹参、远志和菖蒲、山萸肉和生熟地为其最常用的 8 个药对。杨学信老师认为药对不同于药物，也不同于药方的使用。但是，从单药使用到药方，不去研究药对，就不会去处方，也不会处好方。两药配伍使用，其间有起到协同作用者，有互消其副作用专取所长者，有相互作用产生特殊效果者，皆称之为对药。在老师的指导下，侍诊于前后，收集病案，进行数据处理，总结老师配伍药对关系，查阅经典，寻其出处，现加以详述。

1. 钩藤和珍珠母清热平肝息风以降压

钩藤又叫双钩藤、钩藤沟，味甘，微寒，入肝、心包经。本品既能清肝热、平肝风、降血压、舒筋脉、镇眩晕，用于治疗肝经有热、头胀头痛、肝阳上亢、头晕目眩、血压增高，以及风热头胀头昏等症，又能泻心包络之火，以清心热、息风止痉，用于治疗惊痫抽搐等症。珍珠母为珍珠贝及蚌科多种贝的贝壳。本品味甘、咸，性寒，入肝、心经。它既能平肝潜阳、清肝明目，用于治疗肝阴不足、肝阳上亢所引起的头痛、眩晕、耳鸣、烦躁、失眠等症；又治疗肝虚目昏、视物不明，以及肝热目赤、羞明畏光等症；还能定惊、制酸、止血。以治癫狂、惊痫。钩藤、珍珠母伍用可祛风清热，滋阴平肝潜阳，互补不足，起到协调降压的目的，同时对伴有动脉硬化症、眼底病变，甚至出血倾向的患者，宜可使用。

2. 泽泻和茯苓利水渗湿以降压

泽泻来源于《本经》，为泽泻科植物泽泻的干燥块茎。其味甘性寒。归肾、膀胱经。清湿热，利小便。杨学信老师一般多用于高血压病偏于痰湿者。对于高血压病合并高脂血症的患者尤宜。对于肾虚精滑无湿热的患者禁服。现代药理研究泽泻有明显的利尿作用，大鼠皮下注射泽泻醇 B 尿量增加与钠排出增多有关，泽泻醇 A-24 乙酸和泽泻醇 B 是泽泻的利尿成分。茯苓又名云苓。味甘，性平。入心、肺、脾、胃、肾经。本品甘淡而平，甘则能补、淡则能渗，既能扶正，又能祛邪，功专益心脾、利水湿，且补而不峻、利而不猛，故为健脾渗湿之要药。二药配伍，从脾肾两脏同消同利，起协同作用，则湿可除，水可利，从现代医学角度来讲，减轻钠水潴留，起到降压疗效。杨学信老师将泽泻、茯苓配伍用于调压汤，取自六味地黄丸补肾育阴利水之意，以防利水渗湿太过而伤阴出现肝肾阴亏，不能制阳之弊。

3. 远志和菖蒲化痰开窍宁心安神以降压

远志为远志科多年生草本植物远志的根皮。本品能益肾强志，故有远志之名。味苦、辛，性温。入肺、心经。既能宁心安神，治疗失眠、惊悸；又可豁痰开窍；还能交通心肾，以苦温泄热振心阳，使心气下交与肾，以辛温化肾寒，令肾气上达到于心，以致阴平阳秘，水火既济。石菖蒲又叫九节菖蒲。味辛，性温。入心、胃。本品气味芳香，辛温行散之力较强，故为宣气通窍之佳品。他既能芳香化湿、醒脾健胃，用于治疗湿浊阻滞中焦，以致气机不畅、胸脘闷胀、不思饮食等症；又能化浊去痰、开窍宁神，用于治疗湿浊蒙蔽清窍所引起的神志昏乱、舌苔白腻之症；又治痰热壅滞心包所致的神志不清、抽搐等症；还可治疗和痰有关的某些病症。杨学信老师伍用两药，重在调节高血压病患者的神经功能，就本人体会，凡属于痰热扰心，心血虚弱，即神经衰弱，睡眠差的高血压病患者十分有效。杨学信老师临证处方时，习惯以焦远志、节菖蒲二药。焦远志即炒焦之意，即去其内含之远志皂苷以免刺激胃黏膜而反射地引起恶心。节菖蒲即九节菖蒲，根瘦节密，一寸九节。杨学信老师体验，此类品种疗效较好。

4. 丹参和路路通，丹参和川芎伍用活血祛瘀以降压

丹参又名紫丹参。味苦，性微寒。入心、心包、肝经。本品味苦色赤，性平而降，入走血分，可活血化瘀，行气止痛，主要用于高血压病之偏于瘀血阻滞者。现代药理研究，郑智等发现，丹参酮Ⅱ-A 具有钙通道阻滞剂的特点，从而能抑制 SH 大鼠左心室肥厚的形成，这可

能与丹参抑制了心脏局部的肾素－血管紧张素－醛固酮系统(RAAS)有关。川芎味辛,性温。入肝、胆、心包经。本品辛温香窜,走而不守,能上行巅顶,下达血海,外彻皮毛,旁通四肢,为血中之气药。故有活血行气、祛风止痛之功。杨学信老师多用于瘀血阻滞见头痛肢麻、胸胁刺痛高血压病者。杨学信老师将丹参、川芎配伍使用,两者同为活血祛瘀药物,但一个走血分,一个走气分,则血瘀必祛。路路通为金缕梅科植物枫香的干燥果实,味苦、微涩、性平。能除湿热、祛风止痛、利水通经。现代研究证明此药具有抗过敏的作用。杨学信老师将丹参、路路通伍用可达祛风化湿、活血止痛并举。对于痰湿瘀血较重的高血压病患者可达良效。

5. 葛根和草决明伍用清肝热以降压

葛根味甘、辛,性平。入胃、脾经。本品轻扬升发,既能发表散邪、解肌退热,又能疏通膀胱经的经气,改善脑血液循环及外周血液循环,调治高血压病的头痛、头晕、项强、耳鸣、肢体麻木。决明子味苦、性微寒。归肝、肾、大肠经。本品苦寒泄热,甘咸宜阴,既能清肝热,又能益肾阴。杨学信老师将两药配伍使用,常用于肝阳上亢、肝火上炎的患者。

6. 山萸肉和生熟地伍用以滋补肝肾以降压

山萸肉,味甘、酸,性温。入肝、肾经。本品温而不燥,既能补肝肾之阴,又能温补肾阳,是一味平补阴阳的要药;既可用于治疗肝肾不足所引起的头昏目眩、耳鸣不聪、腰膝酸软、小便频数、阳痿;又能收敛固涩、止汗止血。生地黄又叫鲜地黄。味甘、苦,性寒。入心、肝、肾经。本品甘寒多汁,略带苦味,性凉而不滞,质润而不腻,长于清热泻火,生津止渴、凉血止血、止血而不留瘀。熟地又叫干地黄。味甘、苦,性凉。入心、肝、肾经。本品味厚气薄,功专滋阴清热、养血润燥、凉血止血、生津止渴。杨学信老师临证处方,习惯以生、熟地黄并书。生地黄清热凉血之功较胜，善治急性、热性病。熟地黄滋阴养血之力较强，善治慢性阴虚血少发热等症。山萸肉和生熟地伍用，相得益彰，平补肝肾，清热凉血，滋阴生津的力量较强。杨学信老师常用山萸肉和生地、熟地配伍使用治疗肝、肾阴虚的患者。

第三节　杨学信胸痹冠心病治疗经验

一、胸痹证的病因病机

在《金匮要略》中，张仲景设专篇论述胸痛，即《胸痹心痛短气病脉证治》。该篇中，专论“胸痹”者有5条，专论胸痹“阳微阴弦”“痰饮壅盛”理、法、方、药者有2条。

该篇中第三条：“胸痹之病，喘息咳嗽，胸背痛，短气，寸口脉沉迟，示关上小紧数，瓜蒌薤白白酒汤主之。”此胸痹之病机为“阳微阴弦”，胸阳不振，阴邪阻滞，胸背之气痹不通，故胸背痛；邪阻气滞，故短气；阴邪上乘，肺失宣降，故喘息咳嗽。寸口脉沉迟，示上焦阳虚、胸阳不振；关脉小紧，为中焦停饮，是阴盛之象。治以通阳散结、豁痰利气的瓜蒌薤白白酒汤。该条所述为胸痹的主证主方，适用于一切以上焦阳虚、阴邪上干为病机的胸痹。

该篇中第四条：“胸痹不得卧，心痛彻背者，瓜蒌薤白半夏汤主之。”本条首言“胸痹”，故其证亦见上条“喘息咳唾，胸背痛，短气”之症，复因痰饮壅塞胸中，阻滞气机，故咳喘不能平卧；胸背阳气不通故心痛彻背。咳喘不能平卧，心痛彻背，可见本证较上条痹阻为甚，其原因就在于痰饮壅盛。

此两条阐明了胸阳与痰饮之间的关系。胸阳不振、水饮痰浊等阴邪乘虚而居于阳位，导致胸阳闭塞、阳气不通、气血不畅、发为胸痹心痛、或因中焦痰浊痹阻，则使清阳不升、浊阴不降、胸阳失展。杨学信老师临证善以通阳为用，复其上焦之阳，则浊阴自降，佐以化痰，则痰祛而痹阻除。

杨学信老师总结了胸痹心痛的病因辨证、阴阳辨证之后，在临证之余进一步阐述了对于此病从气血、脏腑辨证的思路。

（一）气血辨证方面

在生理上，气血是构成人体的基本物质，也是维持人体生命活动的基本物质，二者系密不可分：气血之帅，气能生血、行血、摄血；血为气之母，血随气行，气行则血行，气止则血止，气温则滑，气寒则血凝。《神农本草经疏·治法纲》中对气血辨证治更做了精辟的概括："病从气分，则治其气。虚者温之，实者调之。病从血分，则治其血。虚则补肝、补脾、补心，实则为热、为瘀，热者清之，瘀者行之。因气病而及血者，先治其气；因血病而及气者，先治其血。"杨学信老师认为：心性属火，首先是主阳气，其次是主血脉，在胸痹心痛时，亦首先为阳气亏虚，其次才是血脉之损害。故补气应在补血之先，扶阳应在滋阴之上。

（二）脏腑辨证方面

杨学信老师阐明，心为君主之官，属火脏，故心阳的地位于五脏之阳中尤为重要，在全身也占主导地位。由于心阳自亏，或各种原因，耗伤心气，累及心阳者则心阳不振。胸中阳微，整体机能下降，造成行气血、温机体、运水湿、化食饮等功能障碍，气滞、血瘀、寒凝、痰浊、食积等阴邪产生，或单独为病，或相合作乱，上乘胸中阳位，所以发病。杨学信老师在临证中进一步拓展，要求我们温习心、肺、脾、肾的生理功能，阐述了心阳与肺阳、脾阳、肾阳三者的关系，为临证辨证施治提供理论依据，并要博采众长，活学活用，继承创新。杨学信老师就此三脏与心阳的关系作了论述，从中体现了杨学信老师"重在治阳，古今一贯"的辩证思想。

1. 心阳与肺阳的关系

肺与心同居胸中,为阳中之太阴。肺主气,主宰宗气的生成,宗气者,走息道以行呼吸,贯心脉而行气血,与心之主血脉功能息息相关;全身的血和脉均统属于心,心气是血液运行的基本动力,血的运行依赖于气的推动,随着气的升降而运行至全身。由于肺主呼吸调节着全身的气机,所以血液的运行亦有赖于肺气的敷布和调节。由于肺调节着气的升降出入运动,因而辅助心脏,推动和调节血液的运行,此即肺朝百脉、主治节的含义;肺的宣发和肃降对体内水液的输布、运行和排泄起着疏通和调节的作用,这是肺通调水道的意义所在。以上这些功能,均赖肺中阳气的作用。肺阳与肺气,概念上虽可分却不可离,功能上虽略有区别而又紧密联系,所不同的是,在宣降水津过程中,肺气以宣降敷布为主,肺阳则以温煦津液为主,但彼此又不可决然分开,所以前人往往是阳气并称。肺阳促进肺的温煦、运动与升散,若肺阳不足,则温煦无力,内生阴寒;推动无力,津液不得升散与下输,留于肺中则成痰饮;无力助心行血则易出现血癖;升散无力,则卫气不得敷布,表卫不固,易感外邪。可见,若肺阳不足,一方面助心行血的功能不足,一方面痰饮、癖血、寒邪内生,同时由于卫阳不足,风寒等外感邪气也容易侵入人体,乃至客于心脉而为患。所以杨学信老师认为肺阳之关于心阳,重要性不言而喻。肺阳虚在胸痹心痛发病中的地位也是相当重要的。

2. 心阳与脾阳的关系

脾位居中焦,五行属土,为后天之本,气血生化之源。脾的主要生理功能是主运化、升清和统摄血液,其作用主要是推动水谷之精微四布与上升,或固摄血液于脉中,这些作用皆气之能力,脾阳则具有促进脾气的推动、上升、四散和温煦的功能性的物质。由于脾的主要功能是消化、吸收,并将水谷精微向上升到心、肺、头、目,四散布于全身，直达四末，可见其功能主要可归纳为“升、动、散”三个字，此皆阳之作用，故脾阳主宰着脾的主要功能。一方面脾阳运化水谷，心肺的作用化生气血将其运化的水谷精微，向上转输至心、肺，以营养全身；另一方面，脾阳运化水液头、目，人体所摄入的水液经过脾的吸收和转化以布散全身而发挥滋养、濡润作用；同时，脾又把各组织器官利用后的多余水液，及时地转输给肺和肾，通过其气化作用排出体外。若脾阳虚，一方面气血乏源，心血不足，肺气亏虚，心脉不充，推动乏力，因虚而生癖，虚癖并存；另一方面，水液不得温运气化，停留体内而成痰饮水湿，阴邪侵犯上焦，故而胸痹心痛。

3. 心阳与肾阳的关系

肾居下焦，五行属水，主要生理功能是藏精、主水和纳气，同时是人体全身阴阳的根本。肾藏精，精化为气，通过二焦，布散到全身。肾气可以调节人体的代谢和生理功能，这一功能，是通过肾阳和肾阴来实现的。其中肾阳主要有促进机体的温煦、运动、兴奋和化气的功能，能促进气的产生、运动和气化。人体气的产生，主要来源于清气与水谷精气，同时也可由人体的形质转化而来。所以肾阳要促进气的产生，不但要加强肺的呼吸与脾胃的消化吸收功能，同时要使人的有形之质化为无形之气，即促进“化气”的作用。气的运动推动着血和津液的运行与人体的各种运动，气的运动加快，则血和津液的运行、输布和排泄也会加快，人体各种生理活动的进程也将加速，气化加快则产热增加，使温煦作用加强。同时，肾阳为心阳之根，肾阳旺，心阳亦旺，对心神有兴奋作用。肾阳到达全身的脏腑、经络、形体、官窍，则变为该脏腑、经络、形体、官窍之阳。所以，肾阳旺，则全身之阳皆旺；肾阳衰，则全身之阳皆衰。明代张介宾在《类经附翼·大宝论》中指出:“天之大宝，只此一丸；人之大宝，只此一息真阳”，强调了肾阳的重要性。

如上所述，杨学信老师认为心、肺、脾之阳气非肾阳不能发，故心、肺、脾之阳久虚，每损及肾。肾阳不足，亦会病及心、肺、脾之阳，如此则诸阳之行气血、温机体、运水湿、化食饮等功能皆不足，气滞、血癖、阴寒、痰浊、食积等邪内生，乘袭胸中至尊之阳位，凌犯心君，客于心之正经或别络，痹阻其气血，则致胸痹心痛。

杨学信老师说："由于阳气的重要性，故胸痹心痛的发病之本在于阳虚，惟其阳气不足，诸类阴邪才可上乘阳位。"总之，心、肺、脾、肾，上、中、下三焦之阳不足，均可致胸痹心痛，但其中以心阳与肾阳的关系最为密切。从中我们可以体会到杨学信老师临证立法施方的侧重点，领会到其用药的目的。

二、杨学信老师治疗胸痹证的治疗经验

依据杨老师对冠心病病因及病机的认识，自 1998 年始，针对心肾阳虚、气血瘀阻型胸痹在治疗中重视补肾固本这一环节，自拟心痛灵汤，并在此汤药的基础上应用清热解毒化湿中药拟定清心化瘀汤，在治疗湿毒瘀阻型胸痹，取得了显著的疗效。

在临床上对心肾阳虚，痰浊血瘀型胸痹辨证论治，症见：心前区闷痛，气短，动则尤甚，头晕，自汗，疲乏，口干，畏寒肢冷。舌胖淡，少苔或白，脉沉细或促代。予以心痛灵汤口服，其组成为：黄芪 30 克、太子参 30 克、白术 15 克、元胡 20 克 、丹参 30 克、当归 15 克、焦楂 30 克、川芎 15 克 、赤芍 12 克 、山萸肉 30 克、鹿角霜 15 克、瓜蒌 12 克、薤白 10 克、三七 3 克(冲)。基于前述杨学信老师对肺、脾、肾阳的认识以及三脏之阳与心阳的关系，体现了杨学信老师"重在治阳，古今一贯"的辩证思想。故方中应用温肾阳之药，鹿角霜乃温补肾阳之药，其性与鹿角相近而补性较弱，能下补肾阳以益火，中补脾阳以健运，上助心阳以强心。杨学信老师前述，心阳不振之时，乃浊阴弥漫，胸膺清旷之区顿成迷雾之乡，投以鹿角霜，犹如日照当空，阴霾自

散。老师常需配合补气养阴药太子参，取其强心作用，具有相辅相成的意义。阳为有生之本，阳旺则能化生阴血，故补气应在补血之先，扶阳应在滋阴之上。一旦病势趋于稳定，则阴阳两虚者最多见，根据阴为阳之根，阴虚不复则阳无以化源的理论，投以养阴之药以缓收其功，故方中配以山芋肉以达此效。杨老师认为黄芪是补气的要药，较之党参，作用更强，而善解胸中的大气，大气壮旺，则气滞者行，血瘀者通，痰浊者化，此即大气一转，其结乃散。宣痹即使宣通痹阻的心阳。《金匮要略》第三条、第四条主张用瓜蒌薤白白酒汤，说明瓜蒌、薤白具有宣痹通阳的作用。瓜蒌，功能宽胸散结。清·王璞庄曾提到："瓜蒌能使人心气内洞。"薤白滑利通畅，《灵枢》已有"心伤宜食薤的记载。鹿角霜配瓜蒌、薤白，具有通阳开痹的功能。杨老师认为化瘀药按其性能可分为两类，一类是借助行气来化瘀，另一类是借助活血来化瘀。方中丹参、当归、川芎、三七同用起到上述两者的作用。具体说丹参能补血活血，《妇人明理论》云："一味丹参，功同四物。"当归、川芎、三七略偏于温，但血液得温则流畅，《本草求真》说："脉为血府，诸脉皆属于心，心无所养，则脉不通，血无气附，则血滞而不行，当归气味辛甘，即不虑其过散，复不虑其过缓，得其温中之润，阴中之阳，故能通心而生血，号为血中气药。"杨学信老师认为气郁于血，则当行气以散血，血郁于气，则当活血以行气，行气必用芎、归，以血得归则补，而血可活，且血之气，又要得芎而助也。杨学信老师方中常以元胡配赤芍，临床应用对于血积心痛者效果显著。

对于湿毒瘀阻型胸痹辨证论治：基于对湿毒之瘀的认识，杨学信老师在临床上症见：心前区胀痛或痞痛、心悸、胸闷、脘腹胀满、纳呆、烦闷、头晕、气促、口唇爪甲青暗。舌体肥胖紫暗有齿痕，苔少或淡灰而腻，脉弦滑或沉濡而滑的患者认定为湿毒瘀阻型胸痹，投以清心化瘀汤治疗。其方在心痛灵汤的基础上加用双花 15 克、山慈菇

30 克以清湿毒之瘀,从而达到稳定斑块的作用。心乃脾之母,心阳不足,导致脾气虚弱。脾主运化,为水谷精微生化之本。一旦脾胃虚衰,运化失司,无以滋养心阳,是为子病累母。加之脾胃虚弱,运化失司,水湿内停,聚为湿浊,日久化热而成湿毒。双花、山慈菇配以焦楂善祛心胃湿热解湿毒之瘀从而清热解毒,化瘀通络。

杨老师在多年的临诊观察和对病因病机探究中发现胸痹心痛患者不同的临床阶段中存在着不同程度的肾阳虚的表现,故以温肾益气为要。总结肾阳和胸痹心痛的关系:肾阳虚同时至心阳虚及脾阳不足;心阳虚可导致心脉气滞血瘀,脾阳虚可至痰浊阻塞心脉,两者最终导致胸痹。从心、脾、肾三脏入手,重视本虚,在温阳宽胸的基础上辅以活血化瘀,化痰宣痹。强调以通为补或宣通并用。在临床治疗大法上,认为痰瘀痹阻的基础是阳明所化的湿毒,从脾胃论治的思路上选用通阳宣痹、活血化瘀等方法。从多年的临床经验证明,补法和通法是治疗冠心病不可分割的两大原则。临床上可根据冠心病的各个类型,视具体情况权衡而定,不能只补虚,而忽视疏导痰瘀、也不能一通到底而不予固本扶正。杨学信老师重视整体观念,然后随证变化,加减化裁,于配伍中以通为补、通补并筹,始终遵循治病求本的精神。

第四节　杨学信室性早搏治疗经验

心律失常属中医心悸、怔忡、胸痹及结、死、数、疾、动、促、迟脉证的范畴。病位在心,多由于脏腑失调,气血亏损,心神失养,或情志所伤,心神受扰,或因痰、因火致心主不安,表现为本虚标实,虚多于实。虚多为心气血阴阳亏损,实则多指痰饮、血瘀、气滞、火邪之夹。

杨老师通过多年的临床观察认为:以快率为主者,多为气血不足兼有热象;以慢率为主者，为阳气虚损兼有寒象。涩脉常于血虚，故重在调养气血。结脉皆因气血凝，故应重在行气和血。代脉都因元气虚则重在补益心气;尤其是成联律的代脉，心脏虚弱更明显。所以在治疗中老师指出必须凭脉察色，辨证精详，用药得当，方可取效。

在随师临床诊治中常可遇到这样的病人。他们常常自觉心悸不宁，善惊易恐，稍惊即发，失眠多梦而易惊醒伴有胸闷气短，自汗，脘腹胀满，坐卧不宁，恶闻声响。舌淡红少津，苔薄白;脉细涩。行心电图及 hotter 检查示节律正常或偶发房性、室性早搏。西医认为无治疗意义，但患者常常因上述症状影响学习及工作。杨学信老师认为此类患者为心血不足，兼有痰热。治疗当以养心安神、清心化痰为法常以归松复律汤加减治疗，往往取得良效。

归松复律汤组方为：当归 30 克、甘松 30 克、黄芪 30 克、太子参 30 克、山萸肉 30 克、炒白芍 30 克、黄连 10 克、焦楂 30 克、青陈皮各 15 克 、内金 12 克、炙甘草 15 克、丹参 30 克、茯神 20 克。

当归、甘松、黄芪、太子参主要作用是益气养血，其中甘松抗心律失常主要是内含缬草酮，对异位室性节律的抑制强于奎尼丁，而在损伤性心房扑动、心房颤动方面的抑制作用则与奎尼丁相同，能延长反拗期，减慢传导。杨学信老师认为患者阴血不足。由于肝肾的关系密切，故组方中加入山萸肉、白芍、炙甘草以滋补肝肾，滋阴养血;杨学信老师认为痰者脾虚所生，热者痰郁所化，所以在组方中加入黄连、焦楂、青陈皮、内金用以健脾、化痰、清心火。现代研究证明黄连抗心失常的主要作用机制是：延长心肌动作电位时程及有效不应期，增加有效不应期。增加有效不应期与心肌动作电位的比值，使期前冲动不易引起折返和中止折返的持续进行，使单向阻滞变为双向阻滞，从而纠正心律失常。丹参、茯神祛瘀、养血、安神。

杨学信老师从脏腑虚实，气血盛衰，痰、火、瘀兼证的有无，综合立体辨证施治的方法,我们应在临床实践中多加以揣摩及应用。

第五节　杨学信对咳嗽支气管炎的治疗经验

支气管炎属于中医的“咳嗽”“喘憋”“痰饮”范围。支气管炎,小儿和年老体弱者较易发生。急性支气管炎多为外感,小儿最易并发肺炎;慢性支气管炎多为内伤,是老年人多发病、常见病。日久不愈往往引起支气管扩张、肺气肿、肺心病。

肺为娇脏,喜清肃,恶寒复恶热,外合皮毛,最易感受外邪侵袭。《黄帝内经》中有“诸气膹郁,皆属于肺”,膹为气上逆而喘,郁为闭塞。急性支气管炎,包括慢性急性发作,都是外邪郁闭而致咳喘。暴喘在肺属实,宜宣通肺气,透邪外出。解表宜用辛,不宜太凉,最忌苦寒及凉血,恐遏其邪而入里;邪未入里,无里热决不轻用苦寒清泄,以免损伤脾胃。

风寒郁闭:无汗而喘,必恶寒,脉浮紧,麻黄汤主之;有汗而喘,宜桂枝加厚朴杏子汤;感寒暴喘或咳嗽日久,余无他证,属寒咳者,可与三拗汤加减。

外寒内热:无汗而喘,不汗出而烦躁者,大青龙汤主之;麻杏石甘汤亦治寒包火,有汗无汗、汗出不彻皆可用,年老体弱而有汗或汗多者,我用麻黄根代麻黄,通过实践,数十年用之多效。

外寒郁热与痰饮互结:其证咳而上气,其人喘,目如脱状,脉浮洪,越婢加半夏汤主之。生姜助麻黄开其肺闭,半夏降逆,蠲饮消痰,生石膏辛甘寒、清热透表,寒而不凝。若痰饮重,表闭郁热较轻,咳而胸满,脉浮,可与厚朴麻黄汤,其方为麻杏石甘汤去甘草用小麦,用厚朴除满下气,半夏、干姜、细辛化饮止咳,五味子收敛肺气。

水饮上逆,胸满喘嗽,面目浮肿者,可用葶苈大枣泻肺汤,泄水安肺;稠痰黏滞,咳逆上气,时时吐浊,但坐不得卧,宜皂荚丸清泄之。

肺阴不足,火逆上气,咽喉不利,宜麦门冬汤,止逆下气。

以上介绍的仲景方。时方,如苏陈九宝汤,治风寒伤肺喘咳,疗效较好;止嗽散用于感冒咳嗽,体虚受邪轻者用多效;银翘散、桑菊饮通治风热轻感;秋阳过盛,肺阴受伤,干咳,舌红少津,可用清燥救肺汤酌情加减;风热伤肺,火邪刑金,气逆咳嗽,可用泻白散加象贝母、枇杷叶;小孩气管炎,若属食积咳嗽,保和丸加减用之最好。

病后脉虚汗出,舌无苔少津,宜养阴益肺,生脉散加减;病后脾胃虚弱,消化不好,调理脾胃,可用六君汤加减。

慢性支气管炎:以内因为主。脾为生痰之原,肺为贮痰之器,慢性咳嗽与脾虚生痰有关,可与六君汤、苓桂术甘汤加减;肾气上逆而喘,上盛下虚,其证痰涎壅盛,胸膈噎塞,宜苏子降气汤,方中沉香、肉桂统纳肾气;上气上逆,心下悸,头眩身瞤动,振振欲擗地者,或喘咳,肢体浮肿者,真武汤加五味子、细辛、干姜;久喘在肾,属阴虚者,宜人参、胡桃、五味子和麦味地黄丸治之,左归丸、左归饮亦主之。若久患慢性支气管炎,轻感体弱者,治宜扶正祛邪,参苏饮之类;慢性支气管炎,若痰涎壅盛,可与三子养亲汤加减或导痰汤亦可选用。

总之,支气管炎要分清病之暴久,痰之黄白,邪之轻重所属,有无兼夹,随证实施。

第六节 杨学信治疗肾病经验

肾病综合征是由不同原因造成各种肾脏病理损害的一组肾小球疾病,其临床特点以大量蛋白尿(每日≥3.5 克)、低蛋白血症(血浆白蛋白≤30 克 /L)、高脂血症和水肿,即所谓“三高一低”为特征。现代研究表明发病病因尚不明确,可能与免疫反应相关,故现在无特效药物治疗。目前，西医治疗多采用激素及细胞毒性药物，有肯定的临床特效，却难以彻底根治，且有许多的副作用，相当病人对激素不敏感，在临床跟师中有部分患者以服用激素药效差来诊，另一部分患者因停药反复来诊，杨老师以清热解毒活血益肾为法，应用自创消蛋汤治疗，每获良效。现就从毒瘀论治肾病的特点，试总结如下：

溯本求源，阐述肾之湿毒瘀病机，为临床提供论治依据。

一、肾病综合征属于祖国医学水肿

膨胀、风水、皮水、肾着等范畴其发病为外毒包括湿毒、虫蝶侵入人体或湿毒内生，至肾之功能失调，出现代谢障碍所致。主要病机为肺、脾、肾三脏功能失和，水液代谢紊乱引发水肿；水含精微输布固摄失调，导致精微内陷，湿浊内停，该病机表现为正常与邪实，杨学信老师认为肾性蛋白尿的形成与邪实为主，即使本虚也可用实致虚。而邪实中以实热，浊毒最为多见。泄热之邪可分为内湿和外湿。外来湿邪多用分寒湿邪侵袭，肺脾受邪，肺气是调和之功，脾失运化温之可，水液停聚，聚而生湿，水为有形之湿，湿为无形之水，水湿停滞，郁而化热，形成湿热胶着之态；内湿的形成与饮食失调，劳逸失常七情内伤有关，脏腑功能失调，湿浊内生，郁而化热，郁热内结，而成湿热之证。水湿浊寒蕴结三焦，久而瘀滞气机，气因水重，水同气用，水湿之邪不得下泄，清浊相干，久则酿为浊毒，或化生热毒，或化痰化瘀，浊瘀互结，攻伐五脏，湿毒阻滞下焦，肾火气化，开阖失司，见少尿或无尿，或小便清长，夜尿频多，肾为胃之关，肾虚则关门不利，水浊之邪无以下泄，而水谷精微无以隐藏。临床大量长期使用激素药物是引起肾病综合征的重要原因。

二、杨学信老师消蛋汤组方

消蛋汤组方如下：

双花 20 克	板蓝根 20 克	柴胡 15 克	天麻 12 克
炒白芍 20 克	生熟地各 20 克	山萸肉 30 克	芡实 30 克
金樱子 30 克	益智仁 15 克	丹皮 30 克	焦桂 30 克
黄芪 30 克	蔗糖 30 克	寄生 30 克	麦冬 20 克

每日 1 剂、分 2 次温服,15 天为一疗程。

三、肾病综合征的不同类型,另证论治

1. 浊毒内盛证:周身浮肿,面红气粗,渴不欲饮,或合并感染。小便短小,大便不畅,舌边红,苔黄腻,脉浮数或弦数。

治疗以清热解毒利浊消肿为主,方中双花、板蓝根、丹皮;小便不利热湿甚者加用白茅根,湿甚者加用藿香、苦杏仁、薏仁。

2. 热毒内盛证,肾阴亏虚证:面赤心烦,口干目燥,多汗手足为甚,口苦,舌苔嫩红,苔黄燥腻,脉细数。杨学信老师在清热解毒药物的基础上加用滋阴清热药物,如生地、熟地、山药、白芍,为防滋腻之性,加焦桂相配。杨学信老师在治疗肾病综合征从三焦辨证,分型加以论治,创立消蛋汤,草方草治,主方以清热解毒益肾为法,根据患者病情灵活辨证加减,在辨证时善抓主治,辨证精确,非常值得学习借鉴,故试加以总结。

3. 瘀毒内阻,气阴双亏

主证见:尿少浮肿,面色黧黑萎黄,唇舌肌肤有瘀点、瘀斑,纳差泛恶,腰痛不宁,畏寒怕冷,周身困乏,皮肤甲错,尿血,舌质紫暗,或有瘀点瘀斑,苔腻,脉弦或涩。杨学信老师常用治法以补肾之气阴,祛肾之瘀毒,气虚者加入黄芪、黄精,阴虚加入仙灵脾鹿角胶。瘀血者加入赤白芍、丹皮,杨学信老师以为“水积之处,必是气常之所;气使之地,必是血瘀之乡”,故可在养血的基础上清热活血。

4. 脾肾亏虚,精微下注

主证见:周身浮肿,尿少身疲,面色晄白,头晕头昏,形寒肢冷,

纳食不进,舌质黯淡,苔白腻,脉弦细涩。杨学信老师在祛湿除热、瘀毒等实邪强调健脾益肾扶正,认为脾肾亏虚为肾病综合征,尿毒症期患者的主要病机所在,故补益脾肾重在健脾益肾,收涩固摄以司脾能升清降浊, 肾之封藏功能而使蛋白尿等精微物质不能向下走泄,而达到消除蛋白尿的目的,使脾胃之取得,浮肿消退精神微,在杨学信老师应用补益脾肾的方法时,强调不同施以大旱大热之溢补峻药之品,以免伤及肾阴,阻碍气机,滋正气以祛湿浊瘀毒。其善用补益固摄的药物如芡实、金樱子。山萸肉、益智仁等以固摄精微之效。杨学信老师尤善用芡实、金樱子、金樱子气味俱降,酸涩收敛,功之涩精气;芡实生于水中,健脾利湿之力著,又善益肾固精,两药任用,相得益彰;对减少蛋白的流失具有很好的治疗效果。杨学信老师除上述两药任用外,善用赤石脂,取其补髓填精固精之用,对于尿中有血的患者甚为有效。现代研究,赤石脂分子颗粒有吸着作用,内服能附着消化道内的毒物,如磷、汞、细菌毒素及食物异常发酵的产物等。对肠胃黏膜的局部炎症有保护作用。可以减少异物刺激,并收着性渗出物使炎症得以缓解,另外黏膜出现的作用,师之应用此药遵循《本草求真》之说。明代李士才云:“内经之论精泻,或言刚,或言海,或言热,或言寒,比明四气皆能为泄。又主:清气在下,则生食泄,此名脾落下陷之泄也。统而治之,脾土强者,身能盛湿,无湿则不泄”赤石脂之渗湿、困湿、开提作用为师之所用。

五辩论及消除激素反应:肾病综合征目前应用激素治疗较为广泛,有一定疗效,要求中医诊治者,多有明显激素副作用,或对激素不敏感或对其依赖,停药后有反复。对激素依赖者,杨学信老师主张继用激素,中西医合用,能缩短病程。此类患者,多为阳虚体质,形寒肢冷,平素易感冒,杨学信老师治重在补脾肾,方中多用补肾药鹿角胶。对激素抵抗者,或出现副作用者,杨学信老师认为可信用激素,杨学信老师认为系肾气虚损，论浊毒及瘀毒所伏所致，故用上述方法辨证加减，每获良效。

第七节　杨学信治疗痹症经验

类风湿关节炎（RA）是一种难治性疾病。慢作用抗风湿药因其良好的改善骨质破坏和保持关节功能作用而作为一线用药，但价格昂贵，而且因为毒副作用或对其毒副作用的顾虑而使病人终止用药，难以达到预期效果。类风湿关节炎（RA）属中医“痹证”范畴。《素问·痹论》曰：“风寒湿三气杂至，合而为痹。”RA起病多由素体虚弱，后天劳损，外邪侵袭，风寒湿热痹阻经络。病因风寒湿外袭，渐次化热伤阴，故治宜祛风除湿，温经散寒，滋阴清热。杨学信老师在临证中根据患者病情从病邪入气、血分证辨证施治，往往取得良效，现浅谈一些认识。

杨学信老师对风、寒、湿热成痹在临床中各阶段演变的认识。临床中以风气盛者为行痹。以风邪善走窜，走而无定处，当以养血祛风通络之法；寒气甚者，痛而不走，以寒能凝聚关节，阻塞血脉，当以温经散寒通络之法；湿气盛者，重阴之邪，湿能淫物，邪羁关节，痛处不移，肢体重着酸楚，甚则麻木，尚有素体阴虚或麻木之分，虚则太阴，实则阳明，而见寒湿之痹或温热之病。当以温化寒湿通络或清热利湿通络之法；痹病日久，正虚邪恋，病邪深入筋骨，血脉，流注关节。经气不畅，络血不行，阳气不达，则邪气肆虐。凡久病入肾，邪深入骨，精血日益暗耗，肝肾更显不足，症以身体羸弱，肢体关节疼痛彻骨，不得屈伸，羸弱履艰，当以补益肝肾、填精补髓通络之法。

第一，杨学信老师根据多年临床观察认为风寒湿入注筋脉初期者病邪尚在气分，久恋不除则入营血。根据气血分证的不同，杨学信老师选择使用祛清气、分实热、桂枝芍药知母汤加裁及使用桂枝芍药甘草汤合并使用祛血分证热证的药物，生地、丹皮及虫类药物取得了良好的疗效。现就将桂枝芍药知母汤的特点加以分析。

桂枝芍药知母汤以桂枝为主药，善于温经通脉，调和营卫。知母药性苦寒而质不燥，主治清气分实热，又能清肾经虚火，清热不伤正，滋阴不恋邪。附子行药势为开痹之大剂，防风祛风除湿，白术健脾补虚燥湿除痹。桂枝、芍药、知母、甘草合用，养阴清热，调和营卫，充益五脏之气，和血脉，利湿消肿。附子、桂枝合用，温阳散寒、祛风止痛。干姜、甘草温中和胃。

第二，凡痹症日久，湿变为痰，痰留关节，瘀阻经络，关节肿大，肢体重困麻木，屈伸不利，病程较长，反复发作，骨关节肿大变形，临床称之为痰痹。《证治要诀》：痰饮流入四肢，令人肩背胀痛，两手软弱，医误以为风，投以祛风之剂，非其治。治当以化痰通络为法，方析：黄芪、益气健脾除湿痰；薏仁、南星、苍术、羌活、木瓜健脾燥湿祛痰，蠲痹止痛；全虫、乌蛇祛风通络除痰湿；灵仙除湿通络化痰结；萆解祛浊分清祛痰湿。古人云：治痰须理气，气利痰自愈。生地、丹皮清血分热。

第三，久病功补兼绝，或先补后功。功则首用温通的方法，温则寒邪散，通则气血行。温散寒邪，杨学信老师喜用桂枝，桂枝具有治阴散寒，温经通脉的功用，既能驱散寒邪，又能自护阳气，还能通行经脉，故对痹症经络阻滞，阳气损伤，气血不通者尤为适宜。杨学信老师认为病久者津伤体虚，温燥之品随证驱散经络之寒邪，但不宜长用。对于痹痛有定处者，杨学信老师认为应用活血者，活血之品以虫类肉多，如全虫、地龙等。

第四，肢体痹痛者，杨学信老师用枝藤类药物舒活血治疗，杨学信老师采用取像此类的方法，认为“肢”与“枝”同，故肢痹者喜用枝藤类药物，一则，枝藤类药物善走四肢而利关节，疏通四肢关节经络气血的运行优于其他药物。二则，枝藤类药物应具有引经作用，可引主药达于四肢，以增加其疗效。三则，枝藤类药物大多柔和不燥，大部分还有养血功能，对于痹久气血虚弱，任不荣经，而兼有补本者，尤为适应。故杨学信老师治疗四肢关节痹病，常在辨证基础上分别选用鸡血藤、海风藤、忍冬藤、寻枝、桂枝等药物。

第五，对于女性患者，杨学信老师注意养血活血。

杨学信老师认为，女性由于有经常胎产的生理特点，常气有余而血不足。女性的生理特点，与痹症的发病有着密切的关系。女性营血易虚，虚则风寒邪当于侵袭，即《皇帝内经· 素问·痹症》风寒及营卫之气是否可以引起痹症时说："道其气则病，从其气则愈，不与风寒湿气合，故不为痹。"由于生冷特点不同，女性患痹病，还表现不同于男性的临诊，如血虚。经诊，四肢屈伸不利，肌肤麻木不仁等症易见于女性患者。此外，治疗痹症的药物大多辛温燥烈，易伤阴位，故用四物汤，治疗重痹证应注重养气血，在方中加入当归、白芍等以养血之治。

第三章　医案集锦

脾胃病

案例一

姓名:吕某　性别:男　年龄:66 岁　初诊时间:2013-08-12

主诉:胃脘部胀痛 10 余年,加重 2 月。

现病史:患者 10 年前无明显诱因出现胃脘胀痛,餐后则甚,伴嗳气,不思饮食,乏力,消瘦。近 2 月来体重下降 5 斤左右,行胃镜检查示:慢性萎缩性胃炎。病理检查示:慢性萎缩性胃炎,伴中度肠化。曾多方治疗,效果不佳,遂就诊于我处。症见:胃脘胀痛,餐后明显,伴纳食不振,恶心,嗳气,乏力,消瘦,大便略干,2 日一行,小便略黄,根部微腻,脉弦细。

既往史(药敏史):否认糖尿病,否认肝炎、结核及其他传染病史,否认手术、外伤及输血史,否认药物及食物过敏史。

辅助检查:胃镜检查示:慢性萎缩性胃炎。病理检查示:慢性萎缩性胃炎,伴中度肠化。

辨证分析:本病属慢性病变,具有缠绵不愈,反复发作的特点,久病入络,久痛入络,瘀滞就成了本病的必然结果。肠化与非典型增生正是这一病理状态下的表现,配合活血通络,散结消瘀药物才能使慢性萎缩性胃炎的瘀滞改善,逆转肠化及不典型增生。此外,山药一味亦有妙用：其黏稠留滞之性，药存胃腑，在上能补肺生津，与半夏相配伍，不虑其燥；在下能补肾敛冲，则冲气得养，自安其位，用于呕恶尤宜也。

诊断：

中医诊断：胃痛（脾胃虚弱、湿热中阻）；西医诊断：慢性萎缩性胃炎

治法：清热健胃

处方：

黄芪 30 克　太子参 30 克　炒山药 32 克　生薏米 30 克
苍术 10 克　青皮 15 克　陈皮 15 克　枳壳 15 克
木香 10 克　黄连 10 克　半夏 15 克　生姜 6 克
鸡内金 15 克　焦山楂 30 克　皂角刺 15 克　莪术 15 克
山慈菇 30 克　丹参 20 克　生牡蛎 20 克

上方服 3 剂，水煎服，日 1 剂。

按语：此案患者为脾胃气机升降失调，胃失和降而发病，辨在胃、在肝、在脾，杨学信老师选用萎胃灵方加芍药甘草汤以调理胃、肝、脾，调和气与血，以达到健脾和胃，缓急止痛之功。

案例二

姓名：纳某某　性别：男　年龄：58 岁　初诊时间：2014-4-15

主诉：胃脘胀满、疼痛时作 1 年，加重半月。

现病史：患者一年前因饮酒出现胃脘胀满、疼痛，以隐痛为主，进食后明显，泛酸，口苦、口黏，纳食一般，眠差，患者就诊于某综合医院，给予口服奥美拉唑、丽珠胃三联等药物，症状略减轻。半月前无明显诱因，自感胃脘胀满、疼痛，进食后明显，泛酸、口苦、口黏，纳食一般，睡眠差，大便略干，2～3 日一行，小便通畅，舌质暗，苔黄腻，

脉细弦。

既往史(药敏史):否认糖尿病,否认肝炎、结核及其他传染病史,否认手术、外伤及输血史,否认药物及食物过敏史。

辅助检查:

胃镜:慢性轻、中度萎缩性胃炎。

病检示:(胃窦)轻度萎缩性胃炎,伴灶性肠化,HP(++)

辨证分析:肝气郁结加之过食肥甘厚腻之品,日久化热,故见胃脘疼痛,肝气犯胃,胃失和降,故见纳差,胃脘部胀满不适,肝胃郁热,逆而上冲,故见泛酸、口黏。肝火扰动心神,故见眠差。肝胃郁热,煎灼肠道津液故见大便干。

诊断:

中医诊断:胃痛、肝胃郁热;西医诊断:慢性萎缩性胃炎

治法:清热健脾

处方:萎胃灵汤加减

太子参 30 克	黄芪 30 克	苍术 15 克	鸡内金 20 克
青皮 15 克	陈皮 15 克	枳壳 15 克	莪术 15 克
木香 10 克	黄连 10 克	干姜 6 克	焦栝 30 克
皂刺 10 克	丹参 20 克	炙甘草 12 克	王不留行30 克
生栀子 10 克	厚朴 10 克	莱菔子 10 克	海螵蛸 30 克
玉竹 10 克			

上方服 4 剂,每日 1 剂,分 3 次温服。

复诊:2013 年 4 月 19 日。4 剂后,患者症状减轻,证属肝胃郁热症,治宜清热健脾为法,上方加藿香 10 克、茵陈 10 克,继服 4 剂,并给予地西泮 2.5 毫克口服,协助改善睡眠。

三诊:2013 年 3 月 25 日,患者胃脘胀满缓解,但仍诉口苦、口黏不适,纳食一般,睡眠差,二便通畅。舌质暗红,苔黄,脉细弦,治疗继

以清热健脾为法,继服10剂。之后,效不更方连服60剂,康复。胃镜及病检示:慢性轻度浅表HP(-)。

按语:脾胃之痰浊,与脾胃受纳,升降之功能失常有关。临床表现以纳呆,脘腹胀满,腹胀疼痛为主要,故治疗时以增强胃之受纳,脾之运化和升降功能为主,用方强调健脾胃、益气、缓急之药的太子参、黄芪、焦桂、莪术、枳壳、白芍、炙甘草为主药。

案例三

姓名:石磊　性别:男　年龄:28岁　初诊时间:2013-2-20

主诉:胃脘部灼痛时作20余天。

现病史:患者诉因在矿井工作,经常饮食不规律,饥饱不定,20天前出现胃脘部烧灼疼痛,饥饿时明显,饭后痛止,时觉疼痛连及后背、两肋,无反酸、嗳气,大便干,2~3日一行,小便畅。舌质暗红,苔薄黄,脉细弦。

胃镜:慢性浅表性胃炎(2012年10月25日解放军第五医院)

辩证分析:患者为青年男性,因平时工作原因,饮食饥饱不定,寒热不适,日久而伐伤脾胃,脾胃之气机升降失调,故而发为胃痛。"气有余便是火",气机不畅,蕴久化热,灼烧胃腑,胃病而旁及于肝,肝胃气滞而痛及两胁。热灼津伤,则便干难行。舌质暗红,苔薄黄,脉细弦均为脾胃气滞,胃失和降之征象。

中医诊断:胃痛·脾胃气滞 胃失和降;西医诊断:慢性浅表性胃炎

治法:清热健脾、和胃止痛法

处方:杨学信萎胃灵汤合芍药甘草汤

黄芪30克	太子参30克	苍术12克	薏薏仁30克
青陈皮各20克	木香15克	枳壳15克	焦楂30克
内金20克	莪术15克	皂角刺15克	黄连10克
干姜6克	炒白芍30克	炙甘草12克	

延胡索 20 克　　木瓜 20 克

上方服 4 剂,凉水煎,取汁 500 毫升,分早、中、晚 3 次饭后半小时温服。

复诊:2013 年 2 月 25 日,患者诉胃脘烧灼疼痛明显缓解,纳食可,夜寐安,二便调畅。药已切证,因患者工作单位较远,再与 10 剂巩固调理。

按语:此案患者为脾胃气机升降失调,胃失和降而发病,辨在胃、在肝、在脾,杨学信老师选用萎胃灵方加芍药甘草汤以调理胃、肝、脾,调和气与血,以达到健脾和胃,缓急止痛之功。方中芍药甘草汤调和肝脾,缓急止痛,延胡索理气和血之痛,木瓜入肝、脾两经,清热健脾消食,萎胃灵方中黄芪、太子参、山药健脾益气以补虚,苍术、薏米除湿清热以和中,内金、焦楂消食化积以健脾,青陈皮、枳壳、木香以疏肝理气和胃,皂刺、莪术、丹参以活血祛瘀止痛,益气活血,和胃健脾,诸药合用使脾气得升,胃气得降,肝气得舒,通则不痛。杨学信老师认为此典型病例为胃脘痛,此例患者为土虚木郁,化火犯胃之病症。予以萎胃灵方药以健脾理气,活络止痛,加黄连、干姜、白芍、炙甘草、木瓜辛开苦降,调理升降,缓急止痛,故取得良效。

案例四

姓名:马某某　　性别:男　　年龄:58 岁　　初诊时间:2012-12-17

主诉:胃脘疼痛时作 1 年加重 1 月

现病史:患者 1 年前出现胃脘痛疼痛不适,开始患者症状不重,未服药治疗，之后患者胃脘疼痛，症状较前逐渐加重,2012 年 9 月 26 日于银川市第一人民医院行胃镜检查示:慢性萎缩性胃炎给予奥美拉唑等药物,口服症状减轻后自行停药,近 1 周患者无明显诱因自感胃脘部疼痛较前加重,进食后明显,纳差,乏力,倦怠,口干,二便通畅,舌质嫩红,苔黄薄,脉细弦。

既往史(药敏史):否认糖尿病,否认肝炎、结核及其他传染病史,否认手术、外伤及输血史,否认药物及食物过敏史。

辅助检查:

辨证分析:患者久病损伤脾胃,导致中气不足,引起胃受纳腐熟功能失常,胃失和降,而发生疼痛。

诊断:

中医诊断:胃脘痛、脾胃虚弱;西医诊断:慢性萎缩性胃炎。

处方:益气健脾和胃

太子参 30 克	黄芪 30 克	苍术 15 克	内金 15 克
青陈皮各 15 克	枳壳 15 克	莪术 15 克	木香 10 克
黄连 10 克	半夏 10 克	干姜 6 克	焦山楂30克
丹参 30 克	皂角刺 10 克	白芍 30 克	茵陈 15 克
王不留行 30 克	厚朴 10 克	莱菔子 10 克	

上方 5 剂。

复诊:患者胃脘部疼痛较前明显减轻,进食较前增加,乏力,倦怠减,二便通畅,舌质嫩红,苔薄黄,脉弦,患者服药后症状较前明显减轻,继服上方,5 剂。

按语:慢性萎缩性胃炎乃现代医学的一种病理诊断,中医辨证治病方法较多,疗效肯定,老师自创的方剂是继承当代诸国医大师之长结合自己辨证经验,为逆转胃黏膜萎缩,非典型增生,肠化为特效的经验方。

案例五

姓名:田某某　性别:女　年龄:43 岁　初诊时间:2013-4-19

主诉:胃脘部伴左肋疼痛时作 2 年余,发作 2 天。

现病史：患者诉2年前因生气后出现胃脘部连及左肋疼痛，疼痛位置不固定，似体内有股气作，攻撑走窜，此后每遇情志不遂疼痛即作，平日心情压抑，不喜与人交流，善叹息，近2日疼痛复作，遂来就诊，食欲差，夜寐欠安，多梦，二便通畅。舌嫩红，苔薄白，脉细弦。

辨证分析：患者中年女性，性情内向抑郁，平日喜生闷气，气郁日久则伤肝，肝气失于疏泄条达，横犯脾胃，而致肝胃不和，气血阻滞，络脉失养而发为胃病及胁痛，加之患者平日操持家务，思劳过度而伤脾，脾伤则运化失司，升降失常，气机不畅而胃痛，患者疼痛以胀为主，如有气作故而在气。舌脉均为肝胃气滞之征象。

中医诊断：胃痛、肝胃气滞

治法：疏肝理气

处方：

柴胡12克　炒香附10克　陈皮15克　枳壳15克
当归10克　苍术10克　茯苓10克　炒白芍15克
薏仁30克　炒山药30克　焦山楂30克　川芎10克
生甘草6克

上方服4剂，凉水煎，取汁500毫升，分早、中、晚3次饭后半小时温服。

复诊：2013年4月26日，患者诉胃脘部及左胁部疼痛明显缓解，纳食、睡眠转佳，心情也好了很多，二便通畅。舌嫩红，苔薄白，脉细弦。效不更方，再予4剂。

三诊：2013年4月29日，患者诉近日疼痛未作，精神睡眠可，食欲转佳，诉明显感觉不似从前心中烦闷，易生气。考虑患者病程日久，郁滞较重，现药已切证，再予3剂调理巩固。

按语：此案患者为中年女性，正值多事之秋，常年操持家务，思虑过多，加之其人性情本不开朗，喜欢生闷气，气郁日久而致肝气失于疏泄,横犯脾胃而发病,初诊即辨证为肝胃气滞,给予疏肝理气之法,以达到和胃止痛之功。方含四逆散气血双调,香附理气中之血,川芎调血中之气,当归养血调肝,陈皮、枳壳调肝行气解郁,更加理脾和胃诸药,脏腑气血兼顾,稳扎稳打,故而有效。杨学信老师认为本案为郁证,方以四逆散意调治获显效,吾徒在整理此病案过程中,深悟老师之诊治技巧,以方药中总结分析乃四逆散化裁,实乃吾徒跟师侍诊对每例患者诊治用心揣摩,研析其中特点,开拓其思路,丰富临床诊治经验之举。

案例六

姓名:郭某　　性别:女　　年龄:34 岁　　初诊时间:2013-3-15

主诉:胃脘痞满不适半年

现病史:患者半年前无明显诱因出现胃脘痞闷不适,时轻时重,未予重视。后逐渐出现反酸,恶心,现胃脘部胀满,食后加重,偶有腹胀,纳可,二便尚调。舌质淡红,苔薄白,脉缓。

既往史(药敏史):否认慢性疾病及肝炎、结核病史。否认手术、外伤及输血史,否认药物及食物过敏史。

辅助检查:心电图:窦性心律不齐,房颤待查。

辨证分析:脾主运化,脾气虚,运化无力,食积于中,故有腹胀。患者胃脘部胀满,食后加重,为脾气虚,运化失职所致。因病程较短,故未出现其他症状。

诊断:

中医诊断:痞满,脾气虚证;西医诊断:功能性消化不良

治法:健脾助运

处方:香砂六君子汤加减。

党参 20 克　　白术 15 克　　茯苓 30 克　　炙甘草 10 克

陈皮 10 克　半夏 12 克　砂仁 6 克　木香 10 克
海螵蛸 15 克　香附 12 克　桂枝 12 克　丹参 20 克

复诊:3 月 20 日

主诉:胃脘胀痛明显减轻,伴轻度反酸,稍有心慌,纳食较前明显改善,眠可,二便调。舌质淡红,苔薄白,脉细。

处方:上方加白芨 10 克、蒲公英 12 克。

按语:此病案诊断——痞满;症候诊断——脾气虚证。此患者心脏房颤,又因饮食不慎致使胃脘部胀满,病属先心阳亏虚,心血不通后得脾胃之病。脾胃不健,中气亏乏,饮食不化,五脏不安。用香砂六君子汤健脾和胃,化痰消食,兼用丹参活血补气,共奏疗效。使得新病治后不忘痼疾。

案例七

姓名:唐某某　性别:女　年龄:5 岁　初诊时间:2013-4-8

主诉:胃脘部疼痛时作 4 月,加重一周。

现病史:患者诉 4 月前始出现胃脘部疼痛,不思饮食,恶心时作,未呕吐,食后胃脘胀满而痛,嗳气时作,近一周症状较前有所加重,夜寐欠安,辗转反侧,大便干,3 日一行,小便畅。舌质嫩红,苔薄黄,脉细弦。

辨证分析:患者为 5 岁小儿,平素挑食,摄食不均,脾胃较弱,饮食不适而伤及脾胃,脾胃之气机升降失调,故而发为胃痛。脾胃运化失司,而不思饮食,胃脘胀满;胃气不降而恶心时作,嗳气;胃不和则卧不安;脾失健运,津液输布不均,则肠涩便干难行。舌质嫩红,苔薄黄,脉细弦均为脾虚气滞,胃失和降之征象。

诊断:

中医诊断:胃痛 脾虚气滞 胃失和降;西医诊断:小儿消化不良

治法:益气健脾 和胃止痛

方药:杨学信萎胃灵汤加减

黄芪 10 克	太子参 10 克	炒白芍 10 克	炙甘草 9 克
延胡索 10 克	薏仁 10 克	陈皮 6 克	枳壳 6 克
焦楂 20 克	内金 10 克	黄连 3 克	高良姜 3 克
神曲 10 克			

上方服 4 剂,凉水煎,取汁 500 毫升,分早、中、晚 3 次饭后半小时温服。

复诊:2013 年 4 月 13 日, 患者诉胃脘部疼痛胀满未再发作,食欲转佳,精神可,夜寐安,二便调畅。药证相合,再与 4 剂巩固调养。

按语:该案患者为 5 岁小儿,由于小儿“脾常不足”,稚阴稚阳之体,脾气未充,胃气未盛,运化腐熟之功能不足,治疗时偏补则壅碍气机,峻消则损脾伤正。杨学信老师主张“脾健不在补而贵在运”。故此案从运脾化食法论治,以萎胃灵方为基础,调整用药剂量,诸药合用使得脾气得运,胃气得合,则胃痛得止。杨学信老师认为治疗脾胃之病,不论老幼均需遵“脾胃以气为先导”,补气、益气、利气、行气之法均未达到“升降之枢纽”目的,升降失常则脾胃诸症从发,反之功能如常,运化顺畅,此案例应用益气健脾正是老师学术思想与临证之经验。

案例八

姓名:张某某　性别:男　年龄:42 岁　初诊时间:2009-05-24

主诉:胃脘部疼痛伴反酸 10 余天。

现病史:患者自述 5 月 14 日因过食辛辣食物,胃脘部出现疼痛,以饥饿及餐后疼痛较明显,伴反酸,口苦、口干。于 5 月 20 日就诊于我院门诊。行胃镜检查示:胃角深大溃疡(A1 期,恶变)慢性中度浅表性胃窦炎,内镜下胃底红斑渗出性胃炎。病检示:1.慢性重度浅表性胃窦炎;2.溃疡边缘黏膜组织慢性炎症伴灶性肠化，另见溃疡组织。HP(-)。患者就诊于诊所,给予西咪替丁及果胶铋胶囊口服,具体剂量不详,疼痛有所缓解。近3天,患者自觉胃脘部疼痛加重伴右侧肩胛区痛,向周边放射,有烧灼感,反酸频作,无呃逆。刻下症见:患者胃脘部疼痛,反酸,烧灼感,疼痛向右侧肩胛区放射,精神食欲尚可,大便腥,日行一次,小便利。舌质暗红,苔厚黄腻,脉沉细。

既往史(药敏史):否认冠心病,高血压,糖尿病史。否认肝炎、结核等传染病史,否认长期大量饮酒史。否认药物及食物过敏史。

辅助检查:胃镜检查示:胃角深大溃疡(A1期,恶变)慢性中度浅表性胃窦炎,内镜下胃底红斑渗出性胃炎。病检示:1.慢性重度浅表性胃窦炎;2.溃疡边缘黏膜组织慢性炎症伴灶性肠化,HP(-)。

辨证分析:患者中年男性,主要表现为胃脘部疼痛,故可辨为胃痛。其为外来打工人员,食宿失调,加之五味过极,辛辣无度则蕴湿生热,伤脾碍胃,气机壅滞,胃失和降,脾失健运,不通则痛。胃脾湿浊郁久化热,逆而上冲,故反酸嘈杂。舌红苔黄腻,脉细沉均示脾虚湿热之象。

诊断:

中医诊断:胃痛、湿浊中阻、胃络失畅;西医诊断:胃角溃疡

治法:清热化湿,健脾和胃

处方:

黄连10克	半夏10克	生姜10克	黄芪30克
太子参30克	苍术10克	炒薏仁30克	山药20克
丹参30克	焦楂30克	青陈皮各15克	鸡内金12克
元胡20克	莪术15克	枳壳15克	木香10克
炙甘草10克	皂刺10克	海螵蛸20克	

复诊:2009 年 5 月 29 日

主诉:胃脘部疼痛减轻,反酸症状消失,但胃脘部仍有灼热感,身困肢倦,纳食可,排便不爽,口干口苦。舌红,苔黄腻,脉细滑。

辨证分析:湿浊蕴热,胃气痞阻,脾升清,胃降浊之职失调,故仍感胃脘部有闷、灼、热感,口干,身困肢倦,排便不爽为湿热阻滞气机之故。舌红苔黄腻,脉细滑为湿热之象。

处方:方中加入栀子 10 克以增强清热燥湿之功,另将枳壳改为枳实 10 克,加入川朴 10 克以理气增加消导之效。

三诊:2009 年 5 月 3 日

主诉:大便畅通,胃脘烧灼,闷胀感消失,舌质红嫩,苔黄至根部,脉细沉。

按语:此病案患者诊断为胃病,症候诊断为脾虚湿热中阻。治疗此病例患者除用清热健脾的方法加活络收敛药物乃老师临证治疗热腐肌糜胃病的经验。每每用之收到良好的效果。切之应用时一定要辨证、认证准确。及逢便血之患者亦不适用。不必见血治血,定当审清病机,宜不可使用此法此方。

案例九

姓名:金某某　性别:女　年龄:28 岁　初诊时间:2010-4-23

主诉:腹部胀满连及两肋,伴咽中异物感一月余。

现病史:患者自诉一月前因与人发生口角,情志不畅,遂出现咽部有哽咽感,腹部胀满不适,攻撑连及两肋,饮食欠佳,无咽痛、咽痒及咳嗽、咳痰症状。曾与市医院检查示:咽部轻度红肿,给予抗炎药物口服,疗效不显,故来就诊。现症见腹部胀满不适,连及两肋,饮食欠佳,咽部有异物及梗阻感,咳之不出,咽之不下,情志不畅,大便黏腻不爽,每日一行。睡眠差。舌质红,苔薄黄,脉弦。

既往史(药敏史):否认冠心病、高血压病及糖尿病病史,否认肝炎、结核及其他传染病史。有慢性咽炎病史,平素常感咽部不适,但无梗阻感。

辅助检查:喉镜检查未见异常。

辨证分析:患者青年女性,由于情志不舒,气机郁滞引发胁肋胀满,咽中有异物梗阻感,故可辨为郁证。元·王安道在《医经溯洄集·五郁论》中说:"凡病之起也,多由于郁,郁者,滞而不通之义。"情志所伤,气机不畅,肝失条达,则精神抑郁,情绪不宁。肝之经脉布两胁,肝气郁结,气机不畅,经脉失和,则胁肋胀痛。肝气犯胃,胃失和降,则不思饮食。肝郁乘脾,脾失健运,痰湿中阻,痰阻咽喉,故咽中有梗阻异物感,痰阻大肠则大便黏腻不爽。舌红,苔薄黄,脉弦为气郁痰结之象。病位主要在肝,但与心、脾、肾关系密切。

诊断:

中医诊断:郁证,痰气郁结;西医诊断:植物神经功能紊乱;慢性咽炎。

治法:行气开郁,化痰散结。

处方:厚朴夏苓汤主方化裁

黄连 10 克	半夏 15 克	生姜 6 克	黄芪 30 克
太子参 30 克	炒薏米 30 克	炒山药 15 克	苍术 10 克
枳壳 15 克	莪术 15 克	鸡内金 12 克	焦楂 20 克
丹参 30 克	青陈皮各 15 克	皂角刺 10 克	茯苓 15 克
佛手 10 克	苏梗 10 克	川朴 10 克	

上方服 3 剂,水煎服,分 3 次服用。

复诊:患者两肋胀满感减轻,仍郁闷不乐,嗳气频频,纳食差,乏力。舌质红,苔薄黄,脉细滑。

辨析:郁烦不乐仍示肝气不舒,加用柴胡 15 克、郁金 15 克;嗳气频频,纳差,乏力示肝气犯胃,加入旋覆花包15克;心神不宁,加入茯神20克。3剂,水煎服,分3次服用。

三诊:诸症缓解,再服5剂,上述症状消失。

按语:此病案患者为素有脾胃虚弱,运化乏力,气机失畅,痰热互结,咽喉不利之症候。治疗必需先清热解郁、健脾化痰。脾健则升降有序,水湿精微散布,肝气得疏,郁火得清,津液上承,痰结自消。故临证逢木郁土壅之病症,认准病机,洞悉症候,使用清热健脾,行气化痰之法定能取得较满意治疗。

案例十

姓名:刘某某 性别:男 年龄:35岁 初诊时间:2013-9-20

主诉:间断性胃脘隐痛5年。

现病史:患者5年前因饮食不慎,过度饮酒导致胃脘部出现疼痛,未予重视,后症状逐渐加重,曾多次行电子胃镜检查提示:十二指肠球部溃疡。现胃脘隐痛,饥饿时明显,得食痛减,痛处喜温喜按,腹胀嗳气,时有反吐酸水,乏力,大便色暗,面色萎黄,形体消瘦,舌暗淡,苔薄白,脉沉细。

既往史(药敏史):否认慢性病及其他传染病史。否认手术、外伤及输血史,否认药物及食物过敏史。

辅助检查:电子胃镜检查提示:十二指肠球部溃疡HP(-)。

辨证分析:患者饮食生冷刺激并饮酒过度,致使中阳受损,故出现胃脘疼痛,痛处喜温喜按,而病初又未予重视,致使久病脾胃阳虚,中阳不振,虚寒凝滞,气血不畅而病情加重,面色萎黄,形体消瘦,舌暗淡,苔薄白,脉沉细均为气血不和之象。

诊断:

中医诊断:胃痛,脾胃虚寒,气滞血瘀证;西医诊断:十二指肠球

部溃疡

治法:温中健脾,活血止痛。

处方:小建中汤合四君子汤加减

党参 12 克	白术 12 克	茯苓 12 克	白芍 15 克
厚朴 10 克	海螵蛸 12 克	瓦楞子 15 克	黄连 6 克
苏梗 12 克	元胡 15 克	陈皮 12 克	砂仁 10 克
炙甘草 10 克	苍术 15 克	青皮 12 克	鸡内金 30 克

复诊:9 月 27 日

主诉:现胃脘疼痛明显减轻,大便调,饮食后仍感腹胀嗳气,舌淡红,苔薄白,脉细。

处方:加藿香 12 克、麦芽 15 克。

按语:此病案诊断:胃痛;症候诊断:脾胃虚寒,气滞血瘀。溃疡病多为本虚标实之证,本虚为平素脾胃虚弱,中气不足;标实指气滞血瘀等。溃疡每因胃酸过多加重,难以速愈,本病以虚寒之证为主兼有瘀血,故以理中汤,四君子汤为主,兼以化瘀止血止痛,方药对证,疗效满意。

案例十一

姓名:牛某　性别:女　年龄:44 岁　初诊时间:2011-08-01

主诉:胃脘部反复疼痛不适,胀满,食后为甚一年余。

现病史:患者有胃病史 10 余年,近一年患者中脘部反复隐痛,胀满,灼热感,食后较甚,纳少,就诊于市医院,服用奥美拉唑及胃康宁等药物,病情无改善,刻下症见:患者胃脘部疼痛阵阵,灼热感,面色发暗,少华,口气较重。

既往史(药敏史):否认高血压、糖尿病、冠心病史,否认肝炎、结核及其他传染病史,否认手术、外伤及输血史。有家族性胃癌病史。

否认药物及食物过敏史。

辅助检查：胃镜示：慢性浅表性胃炎伴糜烂。病检示：轻度慢性萎缩性胃炎，活动性伴肠化及其不典型增生。HP(+++)。

诊断：

中医诊断：胃脘痛、湿热蕴脾、胃络瘀阻；西医诊断：慢性胃炎。

治法：清热健脾，祛瘀消滞。

处方：黄连 10 克	生姜 6 克	黄芪 30 克	太子参 30 克
苍术 15 克	炒山药 20 克	木香 10 克	炒薏仁 30 克
内金 20 克	焦楂 30 克	枳壳 15 克	青陈皮各 15 克
莪术 15 克	皂刺 15 克	丹参 30 克	王不留行 20 克
赤芍 20 克	白芍 20 克	白芨 30 克	炒枣仁 30 克

复诊：患者服药 6 剂，自觉胀满减轻，仍觉胃痛，呈隐痛，灼热感不明显，无恶心，欲呕症状，故方中半夏略燥之品，加入炙甘草 15 克，以增益气补中，缓解胃痛，缓和药性之效。

三诊：煎服本方 10 剂，症状消失，精神食欲增加，守方服用 60 剂，复行胃镜检查，肠化消失。

按语：叶天士曾在《临证指南医案》胃脘痛记载："初病在经，久病入络，以经主气，络主血，则可知其治气治血之当也……辛香理气，辛柔和血之法，实为对待必然之理。"杨学信老师在治胃于调气的基础上，遵循久病入血的规律，从血辨治，方中丹参、赤芍、王不留行活血和营，丹参一物，功同四物，赤芍凉血活血，和营通营，血流通畅使热无所依。王不留行，具活血化瘀，消肿止痛之能；三药并用共奏改善胃黏膜血流，促使胃黏膜腺体修复。使者未效前人之法，使用苦寒药物以祛热毒逆转肠化，但在临床上屡获良效，其因在于知脾胃之性也。苦寒之品损脾阳伤胃阴。虽缓一时之症，但损脾之正气，久病者多虚故不利于脾胃修建。师之组方忌用大辛大热，大寒大热之品，消补兼施，旨在健脾气，护胃阴，正气得存，其邪所留。此病案系脾胃病症之胃痛病。胃镜检查且胃黏膜病理活检示“慢性轻度萎缩性胃炎伴不典型增生，肠化”。

案例十二

患者：陈某某　性别：男　年龄：51岁　初诊时间：2011-01-12

主诉：胃脘部胀满不舒6年，加重2周。

现病史：患者有胃病史6年。平素胃脘部胀满不舒，食后较甚，遇食冷硬酸之品后发作，发作时喜温喜按。近2周，患者自觉上述症状加重，不欲进食，伴呃逆，嗳气，无反酸，精神欠佳，睡眠差，二便尚调。自觉周身乏力。舌暗淡，苔薄白，双脉细弦。

既往史：否认肝炎、结核及其他传染病史，否认手术，外伤史及输血史，否认冠心病，高血压，糖尿病史。否认食物及药物过敏史。

体格检查：肢软，无压痛及反跳痛，肝脾肋下未触及肿大，移动性浊音阴性，舌暗淡，苔薄白，双脉细弦。

辅助检查：胃镜检查示：胃窦部黏膜红白相间，以红为主，幽门前区黏膜粗糙，呈细颗粒样增生。活检示：慢性浅表性胃炎伴轻度肠化。

中医诊断：胃脘痛

症候诊断：脾胃气虚，运化失职。

西医诊断：慢性胃炎

治法：益气健脾法

处方：

黄芪30克　太子参30克　苍术10克　薏仁30克
炒白芍20克　青陈皮各15克　内金12克　焦楂30克
枳壳15克　莪术15克　木香10克　丹参30克

赤芍20克　王不留行30克

复诊:服用上方6剂后,患者胃脘部胀闷感减轻,仍畏寒不舒,舌质暗,苔白,水滑,脉细涩。在原方中加入良姜10克、香附15克以疏肝温胃,再坚持服用30剂。之后复查、胃镜示:肠化消失。病检示:慢性浅表性萎缩性胃炎。

按语:此病案系脾胃病之痞满病症。胃镜胃黏膜活检示:慢性萎缩性胃炎伴轻度肠化。此病机为脾肾气虚,运化失常,故投以益气健脾之。吾师经验方"萎胃灵"汤加以化瘀之药的目的使脾胃功能得以恢复的同时且治疗久病必瘀之症疾之经验。经一疗程(30剂)治疗后取得诸症自除,胃黏膜肠化消失之目的。方中黄芪、太子参、苍术,补中益气,健脾和胃,增加胃肌动力,为补益脾胃中焦的主药,病久多气阴两伤,故杨学信老师多用太子参以益气养胃滋阴生津。血脉运行不畅故黏膜萎缩变性,故在原方丹参基础上加入王不留行、赤芍以活血化瘀消瘀之用。方中莪术、枳壳,气血双行,加速胃肠蠕动,诸药合用,共奏补中消滞化瘀之效。

案例十三

姓名:柴某某　性别:女　年龄:52岁　初诊时间:2011-5-30

主诉:胃脘部胀满伴嘈杂不适反复发作5年,加重1月。

现病史:患者自诉常因情志不畅引发胃脘部胀满不适,伴嘈杂感,纳食减少,烧心反酸,心烦口苦,嗳气,失眠,大便偏干,体重下降,面色无华,精神食欲欠佳,小便尚调。

既往史:否认肝炎、结核及其他传染病史,否认手术、外伤及输血史,否认冠心病、高血压、糖尿病病史。否认食物、药物过敏史。

体格检查:舌红,苔薄黄,脉弦数。

辅助检查:暂未行胃镜检查。

中医诊断:胃痛。

症候诊断:肝火犯胃、肝胃不和。

西医诊断:慢性胃炎。

治法:疏肝和胃健脾法。

处方:

柴胡 15 克	郁金 10 克	黄芪 30 克	太子参 30 克
苍术 15 克	炒薏米 30 克	炒山药 20 克	青陈皮各 15 克
内金 12 克	焦楂 12 克	枳壳 15 克	莪术 15 克
木香 10 克	丹参 30 克	黄连 10 克	白芍 20 克

复诊:2011 年 6 月 3 日,患者服药后纳食改善,胀满减轻,心烦口苦缓解,舌质红,苔薄黄,脉弦。继服上药 10 剂,嘱患者饮食规律,畅情志,少食辛辣刺激之食,病终愈。

按语:本案患者抑郁伤肝,肝失条达,气机不畅,脾胃升降失常,受纳、运化失职,故胃脘胀满,纳食减少。肝郁化火,进而犯胃,故口苦心烦,烧心泛酸。气机不畅,故嗳气时作,肝火扰心,故眠差不实,舌红苔黄,脉弦数为肝火之象,治疗以疏肝解郁降火,健脾理气为首,取柴胡疏肝故与姜胃苓灵加裁,病证相符,故取得疗效。治疗此类疾病不能把重点放在清肝平肝法,而要遵古训“善调脾胃者,责之于气”。故此病患治疗“一定要见肝之病,调治脾胃”。故用吾师治脾胃者,主要调理气机之升降功能之大法。

案例十四

姓名:宗某某　性别:男　年龄:50 岁　初诊时间:2013-9-27

主诉:胃脘部胀满时作 10 年加重半月

现病史:患者 10 年前因饮食不节,出现胃脘胀满不适,纳呆,甚至不思饮食,于多家医院门诊及住院治疗,症状减轻为痊愈,半月前患者因饮酒自感胃脘胀满较前加重，食后尤甚，无泛酸，呃逆，纳食一般，夜间入睡困难，大便时干，时溏，不规律，近日便后3~8日一行，舌质暗红，苔黄腻，脉细。

既往史(药敏史)：否认糖尿病，否认肝炎、结核及其他传染病史，否认手术、外伤及输血史，否认药物及食物过敏史。

辅助检查：胃镜示：十二指肠球部溃疡，幽门管憩室，慢性萎缩性胃窦炎并糜烂。

辨证分析：患者长期饮食不节，偏食肥甘厚味，损伤脾胃，纳运失职，升降失调，胃气壅滞，而生痞满。

诊断：

中医诊断：痞满，脾虚湿滞；西医诊断：慢性萎缩性胃炎；十二指肠球部溃疡。

治法：清热健脾，和胃祛湿。

处方：

太子参30克	生黄芪30克	苍术15克	内金15克
青陈皮各15克	枳壳15克	莪术15克	木香10克
黄连10克	生姜6克	丹参30克	焦山楂30克
草决明30克	玄参30克	火麻仁30克	槟榔10克
莱菔子10克	炙甘草12克		

上方服8剂。

复诊：胃脘部胀满较前明显减轻，食欲转佳，夜寐转佳，大便成形，不干，4~5日一行，舌质暗红，苔薄黄，脉细，患者湿邪之化，脾胃功能恢复，原方继服8剂。

三诊：患者胃脘胀满缓解，食欲转佳，纳食一般，夜间睡眠可，大便不干，2~3日一行，小便通畅，舌质嫩红，苔薄黄，脉细，患者脾胃功能之恢复，效不更方，继服5剂。

按语:此患者为脾胃虚弱,运化失常,偏食肥甘厚腻之品,老师治宜自创方剂加减,方中太子参、黄芪、苍术、内金补气健脾,青陈皮、枳壳、莪术、木香理气和胃,决明子、玄参清热解毒,焦三楂、莱菔子健脾消食,黄连、生姜辛开苦降,促进中焦脾胃功能改善。应用老师自创方剂加减治疗痞满症之金典病例,萎胃灵汤乃老师多年治疗脾胃病症,乃至胃肠病的基础方和经验方,在此方的基础上加味治疗各种脾胃及肠道疾病均有良效,但一定要治疗总则和基本方适用辨证准确,责之病机而用。

案例十五

姓名:杨某　性别:男　年龄:39 岁　初诊时间:2013-4-14

主诉:不思饮食 2 月。

现病史:患者 2 月前不慎饮冷后出现,饮食减少甚至不思饮食,自觉食道有食物堵塞,进食时疼痛、反酸、呃逆,不能进食冷酸、碱性食物。患者于某综合性医院就诊行胃镜检查示:食管通畅,慢性浅表性胃炎。给予抗炎、抑酸药物口服后症状无缓解。夜间睡眠可,大便干,2 日一次,量少不爽,舌质嫩红,苔薄黄,脉弦细。

既往史(药敏史):否认糖尿病,否认肝炎、结核及其他传染病史,否认手术、外伤及输血史,否认药物及食物过敏史。

辅助检查:胃镜检查示:食管通畅、慢性浅表性胃炎。

辨证分析:患者多思虑,思虑过度导致肝气郁结,不得疏泄,横逆犯胃,胃失和降,故见纳少甚至不思饮食,呃逆,郁而化热,反酸,气滞肠道传导失常,故见大便不畅。

诊断:

中医诊断:纳呆,肝气犯胃;西医诊断:慢性浅表性胃炎。

治法:升阳益胃。

处方：

太子参 30 克	黄芪 30 克	苍术 15 克	木香 10 克
黄连 10 克	干姜 6 克	焦山楂 30 克	丹参 30 克
茯苓 20 克	柴胡 10 克	白芍 30 克	半夏 10 克
炙甘草 12 克	厚朴 10 克	苏梗 20 克	莱菔子 15 克

上方服 4 剂，水煎服，日 1 剂，分 3 次温服。

复诊：2013 年 4 月 18 日，患者泛酸减，呃逆缓解，纳食较前增加，仍诉食道有物堵塞感，进食时疼痛，睡眠可，大便不干，一日一次，但排便不爽，舌质嫩红，苔薄黄，脉弦细。复诊仍考虑肝气犯胃，胃失和降，治宜升阳益胃，前去茯苓、半夏，加海螵蛸 30 克，继服上方 4 剂。

三诊：2013 年 4 月 25 日，患者泛酸缓解，纳食较前增加，夜间睡眠可，二便通畅。舌质嫩红，苔薄黄，脉弦细。但仍诉咽部进食时如有堵塞感，患者诸症减，继服前方减半夏，继服 6 剂。

按语：此医案的特点是素体脾胃虚弱，此逢外邪犯胃，脾胃升降失职，故纳呆、呃逆诸症丛生，治宜健脾和胃，祛邪外达，选用升阳益胃方治诸症除。故治脾胃病以气为先导，且法方相符，方能获取良效。

案例十六

姓名：郑某某　性别：女　年龄：45 岁　初诊时间：2013-2-11

主诉：胃脘嘈杂不适时作 2 月。

现病史：患者 2 月前无明显诱因出现胃脘嘈杂不适，胃脘烧灼样疼痛，伴口干、口苦、心烦、少寐、多梦、纳少、大便略干，1～2 日一行，小便通畅。于某三甲医院就诊，胃镜检查示：慢性萎缩性胃炎。舌红苔黄，脉弦。给予口服治胃药物如摩罗丹、奥美拉唑等，症状缓解不明显，又自行于某中医门诊口服中药汤剂后减轻，停药后反复加重,故来我院就诊。

既往史(药敏史):有高血压病史5年。否认糖尿病,否认肝炎、结核及其他传染病史,否认手术、外伤及输血史,否认药物及食物过敏史。

辅助检查:胃镜检查示:慢性萎缩性胃炎。

辨证分析:肝气郁结,日久化热,邪热犯胃,故胃脘灼痛,肝胃郁热,逆而上冲,故烦躁易怒,反酸嘈杂,肝胆互为表里,肝热夹胆火上乘,故口干口苦,舌红苔黄,脉弦细乃肝胃郁热之证。

诊断:

中医诊断:嘈杂 肝胃郁热;西医诊断:慢性萎缩性胃炎。

治法:清热健脾。

处方:萎胃灵汤加减。

太子参30克　黄芪30克　苍术15克　鸡内金15克
青皮15克　陈皮15克　枳壳15克　莪术15克
木香10克　黄连10克　丹参30克　皂角刺10克
王不留行30克　金钱草15克　茵陈12克　厚朴10克
莱菔子10克　炙甘草12克。

上方水煎服,每日1剂,分3次温服。

复诊:2013年2月15日,诸症减,仍诉大便干,1~2日一行,上方加槟榔10克,继服5剂。

按语:慢性萎缩性胃炎乃现代医学的一种病理诊断,中医辨治该病方法较多,疗效肯定。老师自创的萎胃灵汤方药是继承当代诸家国医大师之长,结合自己多年诊治经验,为逆转胃黏膜萎缩、非典型增生、肠化生特效的经验方。

案例十七

姓名:张丽华　性别:女　年龄:45 岁　初诊时间:2014-3-18

主诉:呃逆 10 天,加重伴胃脘部不适 1 天。

现病史:患者 10 天前因家事不和睦出现呃逆,喉间呃逆连声,晨起即发,时轻时重,伴胸脘满闷不舒,口苦,纳食不振,叹气则舒,舌红,苔薄黄,脉弦细。

既往史(药敏史):否认糖尿病,否认肝炎、结核及其他传染病史,否认手术、外伤及输血史,否认药物及食物过敏史。

辅助检查:无。

辨证分析:胃居膈下,其气以降为顺,胃与膈有经脉相连属,肺处膈上,其主肃降,手太阴之经脉还循胃口,上膈属肺。肺胃之气均以降为顺,两者生理上相互联系,病理上相互影响。肺之宣肃影响胃之和降。上述病因影响脾胃时,使胃失和降,膈间气机不利,逆气上冲于喉间,致呃逆频作。此外,胃之和降,有赖于脾气健运和肝之条达,若脾失健运或肝失条达,则胃失和降,气逆动隔,亦成呃逆。

诊断:

中医诊断:呃逆、肝郁气滞、胃失和降、气逆上冲;西医诊断:单纯性膈肌痉挛。

治法:温补脾胃止呃。

处方:

太子参 30 克　炒薏米 30 克　鸡内金 15 克　焦栍 30 克
木香 10 克　枳壳 15 克　青皮 15 克　陈皮 15 克
莪术 15 克　良姜 10 克　干姜 10 克　香附 12 克
乌药 10 克　旋复花 15 克　苏梗 15 克　沉香 3 克
炙甘草 10 克

上方服 3 剂。

复诊:3 剂后,呃逆减,胃痞渐缓,精神及食欲有所改善,原方去良姜,加炒扁豆 30 克增强健脾之功。

三诊:呃逆偶作,胃脘胀满明显好转,纳增,便渐软,后经调治月余而收功。

按语:呃逆之病,成因复杂,但"升降"失司为主因,故调理此病以"气"为宗,以"通"为本,枢机畅达,此疾必除。此病例抓住了老师诊法之要点,但深析不全,需深思之。

案例十八

姓名:赵某某　性别:男　年龄:44 岁　初诊时间:2013-11-4

主诉:泛酸时作 2 年。

现病史:患者近 2 年泛酸时有发作,胃脘部烧灼不适,每于进食不当或感冒后泛酸加重,腹胀受凉后明显,曾服奥美拉唑等药物症状缓解,但停药后加重,纳食一般,大便不成形,日行 1～2 次,小便通畅,舌质暗红,苔有剥落,脉细弦。

既往史(药敏史):否认糖尿病,否认肝炎、结核及其他传染病史,否认手术、外伤及输血史,否认药物及食物过敏史。

辅助检查:胃镜示:慢性浅表性胃炎 HP(+++)。2013 年 5 月 23 日本院就诊。

辨证分析:七情失和,肝气内郁,郁怒伤肝,肝之疏泄条达被遏,肝气横逆克伐脾胃而致嗳气泛酸。

诊断:

中医诊断:泛酸,肝胃不和;西医诊断:慢性浅表性胃炎。

治法:疏肝健脾和胃。

处方:

太子参 30 克　生黄芪 30 克　内金 20 克　青陈皮各 15 克

枳壳 12 克　　莪术 10 克　　木香 12 克　　黄连 10 克
高良姜 6 克　　柴胡 12 克　　薏仁 30 克　茯苓 20 克
白头翁 30 克　　防风 10 克　　泽泻 20 克　　元胡 20 克
焦山楂 30 克　　炙甘草 12 克

上方服 7 剂。

复诊:患者大便可成形,泛酸,腹胀较前减轻,纳食一般,夜间睡眠差,小便通畅,舌质暗红,苔薄黄,脉细弦,继服 7 剂。

三诊:患者诉胃胀,泛酸缓解,纳食一般,夜间睡眠可,大便略稀,日一行,舌质嫩红,苔薄黄,脉弦。

按语:泛吐酸水之症其病在胃,与肝有密切的关系,临床多见于肝胃不和疾患,本症多由肝气郁结,胃气不和而发病,其中有偏热、偏寒的不同,有兼痰、湿,食之异。总之,寒、热、痰、湿、食均可致泛酸发为本病,临床上胃食管反流病变多见郁热致酸。故采用清热健脾理肠之自拟方加减治疗获得良效,故临证辨证准确是关键。

案例十九

姓名:陈某　　性别:女　　年龄:23 岁　　初诊时间:2014-1-27

主诉:大便秘结 3 年。

现病史:患者近 3 年来,无明显诱因出现大便秘结,初则 3 ~ 5 日一行,后渐 1 ~ 2 周 1 行,先后服用麻仁丸、复方芦荟胶囊、果导片以取效,后上药亦难行。现大便秘结不行已 10 天,伴纳呆、心烦少寐,舌红少苔,脉细。

既往史(药敏史):否认糖尿病,否认肝炎、结核及其他传染病史,否认手术、外伤及输血史,否认药物及食物过敏史。

辅助检查:

辨证分析:《黄帝内经》认为大小便的病变与肾的关系密切。如

《黄帝内经·素问·金匮真言论》说“北方色黑，入通于肾，开窍于二阴。”《伤寒杂病论》则提出便秘当从阴阳分类，将便秘分为阳结与阴结两类。《金匮要略·五脏风寒积聚病脉证并治》阐明胃热过盛，脾阳不足，以致大便干燥而坚的病机与论治。便秘的基本病变属大肠传导失常，同时与肺、脾、胃、肝、肾等脏腑的功能失调有关。如胃热过盛，津伤液耗，则肠失濡润；脾肺气虚，则大肠传送无力；肝气郁结，气机壅滞或气郁化火伤津凝滞，津液不通，故皆可影响大肠的传导，而发为本病。

诊断：

中医诊断：便秘，阴津不足，肠失濡养；西医诊断：便秘。

治法：滋阴清热。

处方：

玄参 30 克　生地黄 20 克　生山药 20 克　麦冬 10 克
天门冬 10 克　肉苁蓉 30 克　火麻仁 30 克　当归 12 克
黄精 30 克　枳实 15 克　木香 10 克　生栀子 15 克
太子参 30 克　焦山楂 30 克　槟榔 10 克　莱菔子 15 克
生甘草 10 克

上方服 3 剂，水煎服，每日 1 剂，分 3 次服。与生大黄 6 克另煎服。得下即止。

复诊：3 剂后，大便得解。继服上方 10 余剂，患者大便日渐好转，1～2 日 1 次。嘱以蜂蜜水调服以养阴润肠而收功。

按语：大便失常有“秘”与“结”之分，症候诊断分虚、实，治则有清、滋、补、泻之法，属证须据患者症候辨而用之并结合老师用药经验与验方方可奏效。

案例二十

姓名:孔某某　性别:女　年龄:56岁　初诊时间:2012-7-20

主诉:腹痛、泄泻反复发作3年余。

现病史:患者于3年前出现腹痛、腹泻,西医诊断为慢性肠炎,经反复治疗不愈前来就诊。患者腹痛,泄泻反复发作3年余,现右侧小腹部疼痛,肠鸣,腹痛即泄,泄后痛减,每日大便3~5次,纳差,食后脘腹胀闷不适,形体消瘦,面黄少华,舌淡,边有齿痕,苔白,脉沉细。

既往史(药敏史):否认慢性病和传染病史,有慢性肠炎3年,未规律服药。否认手术、外伤及输血史,否认药物及食物过敏史。

辅助检查:血常规无异常。粪便常规:白细胞+,余无异常。

辨证分析:患者患病3年余,泄久损伤脾肾之阳,脾肾阳虚,木不疏土。患者平素食少腹胀,形体消瘦,面色萎黄少华,可知患者素体脾虚,气血生化乏源,肝失所养,疏泄不及,故有腹痛即泄,泄后痛减之症,舌淡,边有齿痕,苔白,脉沉细均为虚弱不足之象。

诊断:

中医诊断:腹痛、脾肾阳虚证;西医诊断:慢性肠炎。

治法:温补脾肾、涩肠止泻。

处方:四神丸合痛泻要方加减。

补骨脂15克	肉豆蔻12克	吴茱萸10克	白术15克
茯苓12克	薏仁15克	炮姜6克	防风12克
陈皮10克	白芍12克	党参10克	葛根10克

复诊:7月25日。

主诉:服上方诸症明显缓解,精神可,纳可,仍有腹部隐痛,每日大便2~3次,溏稀,舌淡,边有齿痕,脉沉细。

处方:加五味子12克、黄连6克。

按语：此病案诊断：腹痛；症候诊断：脾肾阳虚。腹痛，泄泻责之于脾，脾属土，又赖肾火温养得以健运。故一般治疗泄泻，腹痛多脾肾同治。四神丸，四君子，理中丸等为常用之方。治疗本病要嘱咐患者严格忌口，按时就餐。

案例二十一

姓名：赵某某　性别：女　年龄：77 岁　初诊时间：2014-5-5

主诉：腹痛腹泻伴便血 4 年，加重 1 天。

现病史：患者诉有“慢性溃疡性结肠炎”病史 4 年，常因饮食不适或情绪不随时出现腹痛腹泻，脓血样便，经治疗后可好转，具体不详。昨日夜间再次出现腹痛，腹泻 3 次伴便血，乏力，纳差，晨起于友谊慈善医院查便常规示：血便，镜检：红细胞 ++++，脓血 +/HP，舌嫩红，苔薄黄，脉细弦。

既往体弱，否认高血压、糖尿病及冠心病等疾病。

辨证分析：患者以“腹痛腹泻伴便血 4 年，加重 1 天”就诊，可辨为腹痛。患者为老年女性，脾土虚损，肝气素旺，致使肝强脾弱，脾虚肝乘，肝气横逆而见腹痛时作，脾虚失运，清浊不分而导致泄泻。湿阻中焦，日久生热，与气血相博，而见脓血便，脾胃虚弱故纳差，乏力。舌嫩红，苔薄黄，脉细弦皆为肝强脾弱之征象。

诊断：

中医诊断：腹痛（肝强脾弱）；西医诊断：慢性溃疡性结肠炎。

治法：疏肝健脾法。

方药：疏肝健脾方加减。

柴胡 12 克　薏仁 30 克　黄连 9 克　高良姜 6 克
青陈皮各 12 克　茯苓 20 克　木香 10 克　枳壳 12 克
太子参 30 克　黄芪 30 克　鸡内金 20 克　山楂 30 克

白头翁 30 克　　延胡索 20 克　白芨 30 克　　槐花 30 克
海螵蛸 30 克　　三七(冲)2 克

上方服 5 剂,凉水煎,取汁 500 毫升,分早、中、晚 3 次饭后半小时温服。

复诊:2014 年 5 月 12 日,患者诉腹痛较前明显缓解,大便成形,日行 1 次,纳食一般,夜寐尚可,舌嫩红,苔薄黄,脉细弦。今日于我院查便常规示正常。效不更方,再予 6 剂。

三诊:2014 年 5 月 19 日,患者诉腹痛减轻,二便正常,纳食睡眠可。舌嫩红,苔薄黄,脉细弦。去上方三七、海螵蛸再予 5 剂巩固治疗。

按语:本案为慢性溃疡性结肠炎,本病发生多因先天禀赋不足,或素体脾胃虚弱,或饮食不节、情志失调、感受外邪等导致脾胃、脏腑功能失调、气机紊乱、气滞血瘀、肠膜及脉络受损。杨学信老师认为肝强脾弱,肝之疏泄不利,肠道之化导失司为其主要病机,故以疏肝解郁,健脾利肠之疏肝健脾方治之,方中三七既活血又止血,槐花凉血止血,其凉血之功独在大肠。白芨、海螵蛸收敛止血,祛腐逐瘀生新。

案例二十二

姓名:李某　性别:男　年龄:51 岁　初诊时间:2014-9-18

主诉:腹痛、腹泻时作 4 年,加重半月。

现病史:患者 4 年前无明显诱因出现腹痛、腹泻,为黄色黏液便,日行 7~8 次,当时无发热,里急后重及脓血便,在某院诊断为肠易激综合征,服中西药物,症状时轻时重,迁延至今。近半月来,因情志不畅,出现腹痛、腹泻,日行 4~5 次,均为黄色黏液便,伴肠鸣,胸胁胀闷,嗳气,腹痛即泻,泻后痛减,口服黄连素、思密达等药,疗效不佳,遂来就诊,舌淡红,苔薄黄,脉弦。

既往史(药敏史):否认糖尿病,否认肝炎、结核及其他传染病史,否认手术、外伤及输血史,否认药物及食物过敏史。

辅助检查:无。

辨证分析:脾虚湿盛为泄泻发生的关键病机。具体到本病,临床中相当部分患者伴有失眠、焦虑、抑郁、头昏等精神症状,具中医"肝郁证"表现,须从肝论治。况肝胃为气机升降之枢纽,脾气之升降与肝气之疏泄有密切关系。肝气不舒,横逆克脾,脾失健运,升降失调;或忧郁思虑,脾气不舒,土虚木乘,升降失职,或素体脾虚,迁然进食,互伤脾土,而成泄泻。正如《景岳全书:泄泻》曰:"凡遇怒气即作泄泻者,是以怒时夹食,致伤脾胃,故但有所犯,即随触而发;此肝脾二脏之病也,盖以肝木克土,脾气受伤而然"。因此,肝脾不和,肝强脾弱为本病发生的病因病机。

诊断:

中医诊断:泄泻,肝郁脾虚;西医诊断:肠易激综合征。

治法:疏肝健脾。

处方:柴胡疏肝散加减。

柴胡 15 克　香附 15 克　郁金 15 克　白芍 15 克
白术 15 克　防风 10 克　元胡 15 克　黄芪 30 克
太子参 30 克　苍术 10 克　炒薏米 30 克　炒山药 12 克
茯苓 20 克　泽泻 20 克　木香 6 克　枳壳 15 克
青皮 15 克　陈皮 15 克　焦桂 30 克

上方 3 剂。

复诊:3 剂后腹痛、腹泻减轻,大便渐转,日行 1~2 次,胸胁胀闷亦轻,纳可,舌淡红,苔薄白,脉弦细,前方去元胡、郁金、泽泻,加炒扁豆 30 克以健脾益气,调治 10 余剂,诸症悉除,遂告痊愈。

按语:"木郁则土虚,土虚则木乘",肝强脾虚,气机升降失常,水湿壅滞肠间，木气伐土气升，故见腹痛、泻下，便数频或腹胀痛鸣。宜疏肝气以助脾运，健脾利湿，使脾气升，以求诸症改善，升降正常。

案例二十三

姓名：张某　性别：男　年龄：54岁　初诊时间：2013-05-07

主诉：脘腹胀痛6年，加重伴泄泻1周。

现病史：患者6年前因饮食不节出现胃脘胀痛，伴嗳气、恶心、大便不爽、时干时稀，曾在某医院就诊，予以气滞胃痛冲剂及中药汤剂（具体不详）治疗，症状好转，胃痛不明显，此后大便时溏，每于饮食不节，如饮酒、吃火锅后发作，伴见脘腹隐痛，肠鸣泄泻，最多时每日4～5次，均为黄色黏液便、无脓血便及里急后重感，多次化验粪便常规无异常发现。结肠镜检正常。外院诊断为肠易激综合征。先后服黄连素、蒙脱石散等，症状改善不明显。近一周来，因饮食不节，上述症状复作，遂来就诊。症见：脘腹胀痛，肠鸣泄泻，日行4～5次，均为黄色稀水样便，伴乏力，纳食差，口不渴，舌淡，苔薄白，脉弦细。

既往史（药敏史）：否认糖尿病，否认肝炎、结核及其他传染病史，否认手术、外伤及输血史，否认药物及食物过敏史。

辅助检查：结肠镜检查：未见异常。

辨证分析：忧思恼怒或情绪紧张之时，气机不利，肝失条达，横逆侮脾，气滞于中则腹痛，脾运无权，水谷下趋则泄泻，肝失疏泄，脾虚不运，故胸胁胀满，嗳气食少，舌淡苔薄白脉细弦，是为肝旺脾虚夹湿之象。

诊断：

西医诊断：急性肠炎；中医诊断：泄泻、肝脾不和。

治法：疏肝健脾。

处方：

柴胡15克　白术15克　茯苓20克　苓花30克

太子参 30 克　白头翁 30 克　川楝子 10 克　防风 10 克
首乌 15 克　木香 6 克　元胡 20 克　白芍 30 克
青陈皮各 10 克　焦山楂 30 克　炙甘草 15 克

上方服 3 剂水煎服,每日 1 剂,饭后服。

复诊:2007 年 6 月 28 日,患者腹痛减轻,大便次数减少,每日 2~3 次,仍不成形,舌脉同前。前方加黄连 10 克、补骨脂 10 克、鹿角霜 10 克,可温肾暖脾止泻,与黄连配伍防止过于温燥,且具有苦寒坚阴之效。

按语:临证诊病治病,需从中医理论为指导。用药以药物归经之配伍为妙。辨证不离病因,病因涉及诸多脏腑,肝疏、肺肃、脾运,胃降互抑互助。针对病因辨证,充分体现了辛开苦降配伍的临床经验。

案例二十四

姓名:许某　性别:女　年龄:40 岁　初诊时间:2014-8-14

主诉:胸胁胀闷,嗳气,食少 1 周。

现病史:患者 1 周前因情志失畅出现胸胁胀闷,嗳气,食少,继则腹部隐痛时作,肠鸣腹泻,矢气,大便溏薄,日行 4~5 次,服黄连素、氟哌酸(诺氟沙星)、藿香正气丸等效果不佳,遂来诊,舌红苔薄,脉弦。

既往史(药敏史):否认糖尿病,否认肝炎、结核及其他传染病史,否认手术、外伤及输血史,否认药物及食物过敏史。

辅助检查:无。

辨证分析:中医认为外感风寒暑湿等邪气,内伤饮食情志,脏腑失调等可致泻。外邪之中,湿邪最为重要。湿为阴邪,易因脾土,运化不利,升降失职,水湿清浊不分,混杂而下,而成湿邪,其他诸多邪气需与湿气兼夹,方易成泻。内伤中,脾虚最为关键,脾主运化升清,脾气虚弱,清气不升,化生内湿,清气在下,则生泄泻。其他脏腑只有影响脾之运化,才可能致泻。另外,外邪与内伤,外湿与内湿之间常密不可分,外湿最易伤脾,脾虚又生内湿,即可形成脾虚湿胜,此乃泄泻发生的关键病机。

诊断:

中医诊断:泄泻,肝郁气滞,横逆克脾;西医诊断:肠功能紊乱。

治法:疏肝解郁理脾。

处方:萎胃灵汤加减。

黄芪 30 克	白术 15 克	苦参 30 克	太子参 30 克
猪苓 30 克	茯苓 30 克	白头翁 30 克	炒薏仁 30 克
柴胡 10 克	炒山药 12 克	炒扁豆 30 克	败酱草 15 克
防风 10 克	乌梅 12 克	莲子肉 10 克	诃子肉 10 克
云胡 15 克	白芍 30 克	焦山楂 30 克	鸡内金 15 克
甘草 15 克			

上方服 3 剂。

复诊:诸症缓解,大便已成形,食纳可,前方去苦参、猪苓、白头翁、云胡、败酱草,前法治疗半月而告痊愈。

按语:泄泻的病位在肠,但关键病变脏腑在脾胃,若脾胃运化失司,则小肠无以分清别浊,大肠无法传导变化,水反为湿,谷反为滞,合污而下,发生泄泻。然而脾气之升降,又与肝气之疏泄有关,若肝郁气滞,横逆犯脾,则升降失职,清浊不分,发生泄泻;脾胃之运化又与肾阳之温煦有关,若肾阳不足,失于温煦,则脾失健运,水湿内停,而成泄泻。因此,本病症的发生尚与肝、肾有密切关系。

案例二十五

姓名:李某　性别:女　年龄:42 岁　初诊时间:2011-6-5

主诉:腹痛、腹泻1月余。

现病史:患者自诉近1月无明显诱因出现腹泻,每日2~3次。无赤白脓血便、黏液血便等症状。服用中西药(具体不详)治疗,症状时好时坏。患者自诉腹痛即欲便,治疗后症状缓解。精神食欲差,周身困乏,睡眠可,小便调。

既往史(药敏史):否认糖尿病、肝炎、结核及其他传染病史,否认手术、外伤及输血史,否认药物及食物过敏史。

辅助检查:暂无。

中医诊断:泄泻。

症候诊断:肝郁脾虚证。

西医诊断:慢性结肠炎。

治法:疏肝健脾法。

方药:

柴胡15克	郁金15克	防风12克	黄芪30克
炒白芍30克	太子参30	克丹参30克	青陈皮各15克
木香12克	莪术15克	皂角刺10克	炙甘草15克
黄连10克	生姜6克	元胡20克	炒山药15克
炒薏仁30克	焦楂30克	内金15克	白头翁30克

复诊:服药后,大便次数减少,每日1~2次,基本成形,食欲增加,腹胀仍作,故在原方中加入枳壳15克、佛手10克、厚朴10克以疏肝理气。

三诊:服药后,大便成形,无里急后重,腹胀,药已中病,仍宗原法。

按语:患者主要表现为排便次数增多,粪质稀溏或为水样为主症故可辨为泄泻。陈无择在《三因极一病证方法·泄泻叙论》中提出:“喜则散,怒则激,忧则聚,惊则动,脏器隔绝,精神夺散,必致溏泄。”

认为不仅外邪可导致泄泻，情志失调亦可引起泄泻。患者素体虚，饮食不规律以致脾虚。脾虚易为肝木所克或脾未虚而肝旺，致肝木伐脾土；肝木抑郁，肝失调运，横逆侮脾，脾失健运，便气机壅滞，升降失常，故致腹泻。《医方考》曰："泻责之脾，痛责之肝，肝责之实，脾责之虚，脾虚肝实，故令痛泻。"患者每次发作腹痛欲便，便后缓解，临床多用疏肝健脾法或抑肝扶脾法，方用痛泻要方加减。方中柴胡、郁金疏肝理气，白芍养血柔肝，白术健脾补虚，陈皮理气健脾，防风升清止泻，考虑患者脾虚湿停，故加入炒薏仁以化湿浊，湿浊郁久化热，里急后重，口干口苦等症，多加黄连、白头翁等湿热燥湿之品，方中加香连丸并用以增强清热利湿之功。脾胃虚弱故加入黄芪、太子参得益气健脾。

案例二十六

姓名：蔡某　性别：女　年龄：58 岁　初诊时间：2009-11-5

主诉：大便秘结反复发作多年，加重一周。

现病史：大便经常秘结 3 年，伴有嗳气，脘腹作胀，纳少。常服用麻仁滋脾丸或三黄片之类的药物，症状可予缓解，但时轻时重。近一周，患者大便秘结加重，每次如厕则情绪紧张，坐便 15 ~ 20 分钟，便不能出，加用开塞露。刻下症见：面色尚华，精神良好，空腹时有胀痛，嗳气，矢气则缓，纳少，乏力，小便通畅。舌质嫩红，苔黄腻，脉细滑略缓。

既往史（药敏史）：否认高血压病及糖尿病史，否认手术、外伤史，否认药物及食物过敏史。

辅助检查：粪便常规示正常，OB(–)。

辨证分析：患者大便秘结不通，排便时间较长，欲便难下，艰涩不畅，故可辨为便秘。本患者便秘，属老年脾胃运化失司，脾虚湿滞所致。天工有彦:“脾气升则健,胃气降则利。”脾胃升降失常,脾不运化,不能为胃行其津液,阴不足以濡之,故便干结不通,舌质嫩红,苔黄腻,脉细滑其后缓均示脾虚湿滞,肠道失运。

诊断:中医诊断:便秘,脾虚湿滞,肠道失运;西医诊断:功能性便秘。

治法:急则治其标,清热运脾为法。

处方:萎胃灵方药。

黄连10克	半夏10克	生姜6克	苍术10克
太子参30克	黄芪20克	莪术15克	枳实15克
青皮15克	陈皮各15克	鸡内金20克	焦楂30克
丹参30克	皂刺10克	玄参30克	炒莲子15克
玉片20克	苏梗10克	炒杏仁10克	

复诊:2009年11月8日。

主诉:大便已解,但较前为缓,肠鸣增加,腹胀轻微,时有矢气,余症同前,舌质淡红,苔黄腻减退,脉弦滑。

辨证:湿热困脾。

治则:清热运脾。

处方:湿热困脾日久,郁久化火,在原方中加入黄芎10克、栀子10克以增强清热泻火之功能,少腹作胀,肠鸣增加,时有天气,欲解不得,则日久气滞肠道,在原方中加入厚朴15克、大腹皮10克,以理气运肠。

三诊:2009年11月11日,第三次就诊,大便已下,药后腹胀消失,嗳气止。纳食增加,舌质红苔薄白,脉弦滑。

按语:此病案诊断:便秘;症候诊断:脾虚湿滞,此患者便秘3年,临厕惧急,虚坐努责不下,舌红,苔黄腻。临证凡遇便秘,虚坐努责不下,舌红,苔黄腻,及伴腹胀满,嗳气之脾虚湿热中阻,气机升降失常,运化乏力之症候均可采用清热健脾法,处多萎胃灵方加黄连、生姜、玄参、玉片、枳实等药以清热化湿,健脾润燥。方药使脾健湿化,升降有序,诸症自消。

案例二十七

姓名:马某　性别:男　年龄:38 岁　初诊时间:2013-2-6

主诉:大便干燥 6 月加重 1 周。

现病史:患者自诉 6 个月前逐渐出现大便艰涩,排除困难,2 ~ 3 日一行,曾服用果导片、番泻叶、麻仁丸等药物后症状有所改善,但停药后便秘逐渐加重,伴有小便清长,腰膝酸冷。舌淡苔白,脉沉细。

既往史(药敏史):既往体检,否认慢性疾病,否认肝炎、结核病史。否认手术、外伤及输血史,否认药物及食物过敏史。

辅助检查:无。

辨证分析:患者平素情绪急躁易怒,长期忧郁恼怒,气郁化火,使肝阴暗耗,风阳升动,上扰清空,发为眩晕;又患者肾阴素亏,肝失所养,以致肝阴不足,肝阳上亢,亦发为眩晕。肝阳上亢,上冒清空,劳则伤肾,怒则伤肝,均可使肝阳更盛,故头晕加甚。肝旺则急躁易怒,肝火扰动心神,故少寐多梦。肾阴亏虚,膀胱气化不利,故小便量多,舌质暗红,苔黄腻,脉沉滑,皆是肝阳上亢之征。故辨为肝阳上亢、络脉阻滞之症。

诊断:

中医诊断:便秘,肾阳亏虚,津枯肠燥证;西医诊断:便秘型肠易激综合征。

治法:温肾益精,润肠通便。

处方:济川煎合五仁丸加减。

郁李仁 12 克　当归 12 克　火麻仁 12 克　白术 12 克

白芍12克　生地20克　茯苓12克　泽泻12克
枳壳10克　杏仁12克　桃仁10克　肉苁蓉15克

按语:此病案诊断:便秘;症候诊断:肾阳亏虚,津枯肠燥。肠燥津亏无水行舟,复用果导片、番泻叶等强行推送,肠中仅有的少量津液匮乏导致迁延不愈。以济川煎、四物汤、五仁丸等养血润燥,增水行舟,效果巩固,一般不易复发。

案例二十八

姓名:何某　性别:女　年龄:64岁　初诊时间:2014-2-1

主诉:大便秘结伴腹胀3年。

现病史:近3年来出现大便秘结,少则5~6日,长则10余天,每便时虚则努责,挣扎难出,伴乏力、腹胀、纳差,每以果导片、开塞露、芦荟胶囊取一时之效,过后复如故,随来就诊。舌淡边有齿痕,苔薄黄,脉弦细。杨学信老师投以益气健脾、润肠通便药物:

处方:

黄芪30克　太子参30克　炒薏米30克　生山药15克
鸡内金15克　焦楂30克　木香10克　枳实15克
陈皮15克　当归30克　玄参30克　炒槟榔10克
莱菔子15克　火麻仁30克

上方3剂后,大便转软,腹胀减轻,食纳增进,加肉苁蓉以温肾助阳,调治月余而收功。

既往史(药敏史):既往有糖尿病病史10余年,否认肝炎、结核及其他传染病史,否认手术、外伤及输血史,否认药物及食物过敏史。

辅助检查:暂无。

辨证分析:“腑气以通为用”,根据病人的体质,病证,以寒热虚实及气血阴阳的盛衰,审证求因,辨证施治,绝不单以通泻以求一时之快,图伤胃气,而犯“虚虚实实”之忌。气虚者以补气为主,增加其推荡之力;阴血不足以滋阴养血润肠为要,缓缓图之;燥热伤津则清热泻火,阳虚者则温肾助阳。通过调其寒热、阴阳、气血,“以平为期”,达到治疗便秘之因。然本病的治疗关键在于气机的畅达,善调气者,调理脾胃。因脾胃是气机升降的枢纽,气血生化之源。脾胃健运,则生化有源,气血充足,大肠方能传化正常。

诊断:

中医诊断:便秘、脾胃虚弱;西医诊断:便秘。

治法:益气健脾、润肠通便。

处方:

黄芪 30 克　太子参 30 克　炒薏米 30 克　生山药 15 克
鸡内金 15 克　焦桂 30 克　木香 10 克　枳实 15 克
赤陈皮 15 克　当归 30 克　玄参 30 克　炒槟榔10克
莱菔子 15 克　火麻仁 30 克

复诊:3 剂后,大便转归,腹胀减轻,食纳增进,加肉苁蓉以温肾助阳,调治月余而收功。

按语:此病案属脾胃虚弱型便秘,治宜益气健脾,润肠通便;故其常用参、术健脾益气,木香、枳壳、陈皮理气和胃,鸡内金、焦桂以消食健脾导滞,肉苁蓉、升麻等温阳通便。

胸痹心痛

案例一

姓名:井某　性别:男　年龄:75 岁　初诊时间:2010-5-24

主诉:心前区疼痛 3 天,伴胸闷,气短 5 小时。

现病史:患者诉胸闷气短反复发作病史 5 年余。自行服用地奥心血康及复方丹参片,病情时重时轻,于当地行心电图检查示:II、III、ST-T 段下移 0.05~0.1mv,伴 T 波地平,未予院内正规诊断治疗。3 天前,患者因与家人发生口角,自觉胸闷、气憋。5 小时前,患者自觉心前区疼痛加重,伴汗出,服用速效救心丸后症状缓解不明显。现症见:胸闷,气短,口干口苦,面色发红,气喘乏力,精神食欲差,眠尚可,大便干秘,排便困难,尚调。舌质红,苔黄,脉细滑。

既往史:既往有高血压病史 10 余年,长期口服心痛定,10 毫克,2 次 / 日,血压未行监测。否认糖尿病、肝炎、结核及其他传染病史,否认手术,外伤及输血史。否认药物及食物过敏史。

辅助检查:

心电图:1.窦性心律;2.II、III ST-T 段下移 0.1~0.3mv 伴 T 波倒置。

辨证分析:患者主要变现为胸闷心前区疼痛伴气短,故可辨为胸痹,患者平素情志不畅,肝气不舒,郁而化火,灼津为痰,痰浊痹阻心脉,故见心痛不适。胸闷痛,口干口苦,面色发红,脉细滑俱为佐证。痰火上逆,遇木火刑金,故出现胸闷、气短、喘息、舌质红、苔黄、脉细滑均示痰热之象。此病以心为主,其发病与肝、脾、肾三脏功能失调有关,肝郁与本证相关。

诊断:中医诊断:胸痹。

症候诊断:毒热痰瘀症。

西医诊断:1.冠心病,不稳定性心绞痛;2.高血压 3 级,极高危。

治法:清热解毒,化痰通络。

处方:

金银花 15 克　山慈菇 30 克　三七 3 克(冲)　丹参 30 克
瓜蒌 12 克　茯苓 15 克　焦楂 20 克　延胡索 20 克
炒白芍 30 克　炙甘草 10 克　薏仁 30 克　炒山药 15 克

上方服 3 剂,水煎服,分 3 次温服。

复诊:患者胸痛症状缓解,仍有口干口苦,痰黏稠,苔黄腻,大便干秘不解,小便黄,舌质红,苔黄腻少津,脉细滑,纳食欠佳。

辨证裁方:患者痰瘀未除,原方中加入黄连10克、半夏15克、生姜10克、吴茱萸15克,以活血祛痰通脏。服用3剂,大便可解,舌黄渐退,纳食改善。

按语:胸痹病之治疗,依据症候不同治疗亦不同,但活血化瘀法为诸法之首已为中医界同行所认同,此法亦配合祛痰化热法联合使用,颇有效验。但近年临床发现不少患者常现痰瘀经阻之证,外瘀而化热毒,且血管有较大斑块,此证可致冠脉血管斑块破裂而成胸痹心痛之危证。故老师遇此病人,常采用清热解毒,化痰祛瘀的自拟愈清心汤治疗,取得较满意的疗效,有待进一步临证检验调整方药。

案例二

姓名:王某某　性别:女　年龄:66岁　初诊时间:2011-08-01

主诉:胸闷痛不定反复发作10余年,加重1周。

现病史:患者自诉有冠心病史10余年。近1周,患者胸前区间疼痛加重,连及肩背,痛无明确定处。患者为明确诊治来我院门诊。刻下症见:胸闷气短,脘痞不欲饮食,精神欠佳,周身困乏,睡眠可,二便尚调。舌质暗红,苔黄,脉细弦。

既往史(药敏史):否认高血压病,糖尿病病史。否认肝炎、结核及其他传染病史。否认手术、外伤及输血史。否认药物及食物过敏史。

辅助检查:心电图示:V1-V4T波倒置,V4-V6 ST段轻度下移。

中医诊断:胸痹。

症候诊断:毒热痰瘀,心络不畅。

西医诊断:冠心病,不稳定型心绞痛。

处方:

金银花 20 克	山慈菇 15 克	川芎 15 克	三七粉(分冲)3 克
丹参 30 克	鹿角霜 10 克	瓜蒌 15 克	山芋肉 30 克
薤白 10 克	元胡 20 克	白芍 20 克	炙甘草 15 克
内金 15 克	焦楂 30 克	黄芪 30 克	太子参 30 克

复诊:2011 年 8 月 05 日,服用前方后胸闷胸痛、气短症状减轻,舌质紫暗,苔黄渐退,脉细弦。诉双下肢有重浊感,按之水肿,故在原方温肾基础上增加泽泻、茯苓以利水。

三诊:2011 年 8 月 10 日,服药后病情好转,胸闷痛,气短症状消失,嘱坚持治疗,畅情志,注意休息。

按语:此病案系为心系病症之胸痹病。其发病急,发病凶险。前贤积累了很多学术思想与诊治方法及药物。尤其是近代各宗研究颇深。但临证时能辨证是关键,尤以老师气血相关学说及益气温阳活血法为治大法而临证多维辨证用之。加用最新前治解毒方药,探索新法、新药很有必要。

案例三

姓名:吴某　性别:男　年龄:53 岁　初诊时间:2013-11-12

主诉:发作性心前区憋闷疼痛 1 月。

现病史:患者既往有"高血压病"病史,曾不规律服用降压药,近一月来出现发作性心前区憋闷疼痛,以劳累后尤甚,伴头昏头晕、气短,乏力,脘痞、肢体困重,夜眠欠佳,二便调。舌质暗淡,苔薄白,脉沉细。

既往史(药敏史):否认糖尿病,否认肝炎、结核及其他传染病史,否认手术、外伤及输血史,否认药物及食物过敏史。

辅助检查:BP:160/100mmHg,心电图示:窦性心律,HR:84 次 / 分,T 波倒置或双向,T 波低平(v4 ~ v6)。

辨证分析：本例证属心气不足，阳虚不运，故以苓花、太子参以补气，使气旺血行而不瘀滞；瓜蒌、薤白、郁金宽胸、理气，化痰；丹参、莪术祛瘀活血通络；枳壳、元胡、香附、青陈皮以理气止痛，鹿角霜、山萸肉以补肾助阳，温通血脉；紫苏宽中化湿。焦山楂祛瘀导滞，共奏益气活血、理气化痰、温阳通络而收良效。

诊断：

中医诊断：胸痹（心气不足，痰浊痹阻）；西医诊断：冠心病、不稳定型心绞痛。

治法：益气活血，理气化痰。

处方：

太子参 30 克	苓花 30 克	瓜蒌 15 克	薤白 10 克
鹿角霜 15 克	山萸肉 20 克	丹参 30 克	枳壳 15 克
焦山楂 30 克	元胡 15 克	郁金 15 克	香附 12 克
青皮 15 克	陈皮 15 克	莪术 15 克	紫苏 10 克

上方服 3 剂，水煎服，每日 1 剂。

复诊：心前区憋闷疼痛已减，无明显头昏头晕，精神可，纳食振，舌暗体胖，苔薄白，脉弦细。BP:130/90mmHg，前方去紫苏，4 剂。

按语：初步了解带教老师治疗胸痹的“心胃同治”的学术思想。

案例四

姓名：王某某　性别：女　年龄：65 岁　初诊时间：2014-10-22

主诉：发作性心前区憋闷疼痛 40 余天。

现病史：患者发作性心前区憋闷疼痛 40 余天就诊，伴见气短，头晕，乏力，胃脘疼满，嗳气，纳差，舌淡暗，苔白腻，脉沉细。测血压 160/100mmHg，心电图示：TⅢ倒置，avF 呈负正双向，V4.5 低平。

既往史（药敏史）：否认糖尿病，否认肝炎、结核及其他传染病史,否认手术、外伤及输血史,否认药物及食物过敏史。

辨证分析:血行脉中,有赖于气的推动,是血液正常运行的原动力,“人之有生,全赖此气”,“血者气之体,气者血之用”。气血充盛,则能保证心主血脉的正常功能。“脉以胃气为本”其与肝胃的功能密切相关;脾胃为后天之本,主运化水谷津液,肝主升清,胃主降浊,二者升降相因,燥湿相济,相反相成,共同完成水谷精微的收纳,消化,吸收过程,故脾胃为气血生化之源,《灵枢·决气》中“中焦受气取汁,变化而赤,是为血”即是对这一功能的部分概括。心与脾胃相互依赖,互为影响。仲景治胸痹着重于阳虚和痰湿,“阳微”与“阴弦”的病机,无不与脾胃之病理有关(气血痰瘀)。

诊断:

中医诊断:胸痹,痰瘀痹阻,胸阳不振;西医诊断:冠心病,心绞痛,高血压病。

治法:益气活血,化痰通络。

处方:愈冠清心化瘀汤加减。

太子参 30 克　黄芪 30 克　瓜蒌 15 克　薤白 10 克
鹿角霜 15 克　山茱萸 20 克　丹参 30 克　枳实 15 克
焦山楂 30 克　元胡 15 克　郁金 15 克　香附 12 克
青皮 15 克　陈皮 15 克　莪术 15 克　紫苏 10 克
黄芩 12 克

上方服 3 剂。

并服肠溶阿司匹林 100 毫克 qd 、硝苯地平缓释片 10 毫克 bid po,以降压,抗血小板聚集,防止发展成心悸。3 剂后,于 2006 年 5 月 26 日复诊,诸症缓解,舌苔薄白,脉细,血压 140/80mmHg,复查心电图较前改善,继以前法调治 20 余剂后告痊愈。

按语:宗气贯心脉运经络。脾胃为水谷之气,气血来源,宗气之根也,故注重调理脾胃,宗气入理,气血畅通,胸痹可除。

案例五

姓名:孙某某　性别:男　年龄:69 岁　初诊时间:2014-11-3

主诉:剑突下疼痛时作 1 月。

现病史:患者 1 月前出现剑突下疼痛,以闷痛为主,每次持续 1 ~ 5 分钟不能自行缓解,每天发作 1 ~ 2 次,于外院检查,诊为冠心病,给予口服阿托伐他汀钙、氯吡格雷、硝酸异山梨酯等药物,症状改善不明显,故来我院,现仍感剑突下疼痛,向左肩背、胸骨后放射,以闷痛为主,每天发作 1 ~ 2 次,1 ~ 5 分钟不能自行缓解,纳食一般,夜间睡眠可,患者平素自感口干、口苦,情绪烦躁易怒,舌质暗红,苔黄,脉弦。

既往史(药敏史):否认糖尿病,否认肝炎、结核及其他传染病史,否认手术、外伤及输血史,否认药物及食物过敏史。

辅助检查:冠脉造影示:冠状动脉粥样硬化性心脏病。

辨证分析:过食滋腻肥甘之品,滞留于脾,脾气不得转输,则聚湿成痰,痰浊产生后运行于体内,内而脏腑外至经络,因其性黏滞,影响体内血液运行,血流不畅,日久可致痰瘀互结,痰瘀长期蕴积于体内,蕴热生毒,导致气血津液代谢紊乱加重,脏腑功能阴阳失调,出现了痰瘀、毒热二者互结的病理局面。

诊断:

中医诊断:胸痹,毒热痰瘀,心络痹阻;西医诊断:冠心病。

治法:清解热毒,化痰通络。

处方:愈冠清心化瘀汤加减。

金银花 30 克	山慈菇 12 克	生黄芪 30 克	太子参 30 克
葛根 15 克	川芎 12 克	赤芍 20 克	元胡 20 克
山茱萸 30 克	瓜蒌 10 克	生甘草 12 克	丹参 30 克
焦山楂 30 克	白芍 30 克	三七粉(冲服)3 克	

上方服6剂。

复诊:患者仍诉剑突下疼痛,每天发作0~1次,每次发作1~2分钟,可自行缓解,夜间睡眠差,小便频数,每夜3~4次,大便干,日一行,舌质暗红,苔黄,脉弦,服药后毒热,痰瘀减轻,诸证减,上方加酸枣仁30克、炒槟榔10克,以安神通便6剂。

三诊:患者仍诉剑突下疼痛,向左肩背及胸骨后放射,每周发作3~4次,每次持续1~2分钟,可自行缓解,纳食、睡眠可,大便通畅,小便频数,日行2~3次,患者服药后诸证减轻,继服上方6剂。

按语:冠心病(胸痹、心痛)现代治疗效果快,但综合疗效差,副作用大,应用中医目前活血化瘀治疗效果肯定但综合治疗目的仍不理想,故老师提出解毒化瘀,宣痹止痛之愈冠清心化瘀汤,标本兼治,综合治疗,治疗目的明确,可研究充实。

案例六

姓名:陈某　性别:女　年龄:71岁　初诊日期:2012-05-14

主诉:胸闷胸痛反复发作10年余,加重一周。

现病史:患者诉10年前始出现胸中憋闷刺痛不适,活动后加重,时伴胃脘部疼痛,吞咽不畅,后多次就诊于市医院,明确诊断为冠心病,数十年间胸中症状时发时止,甚是痛苦,每次发作舌下含服速效救心丸缓解症状,严重时动则发病,只能卧床家中。近一周来几乎不能外出买菜、散步,行走不到百米则发病,经亲友介绍来我门诊就诊,刻下症见:胸闷胸痛、头身困重,气短乏力,不能多行,时有心中悸动,口干舌燥,纳食睡眠差,二便尚调。舌质暗红,苔薄黄腻,脉细弦数。

既往史:有高血压病、糖尿病病史30余年,血压、血糖控制情况不详。

辨证分析:患者老年女性,脏腑气血亏虚,形体偏胖,喜食肥甘厚味,易生痰浊,加之外邪入侵,邪气由气及血,致使津停血滞,蕴而化浊而生毒热,久病入络为瘀,毒热痰瘀互结痹阻络脉而发为胸痹。痰浊困脾,脾失健运,而见头身困重,心脾气虚而见气短乏力,心中悸动,扰乱心神而见心中烦恼,入夜难眠,舌质暗红,苔薄黄腻,脉细弦数均为毒热痰瘀、心络痹阻之征象。

诊断:

中医诊断:胸痹(毒热痰瘀、心络痹阻证);西医诊断:冠心病。

治法:清解毒热、化痰通络止痛。

处方:杨学信愈冠清心化瘀方加减

金银花 30 克　山慈菇 30 克　三七粉冲 2 克　丹参 30 克
赤芍 15 克　瓜蒌 12 克　茯苓 20 克　焦楂 30 克
元胡 20 克　葛根 20 克　川芎 20 克　黄芪 30 克
太子参 30 克

上方服 4 剂,凉水煎,取汁 500 毫升,分早、中、晚 3 次饭后半小时温服。

复诊:2012 年 5 月 18 日,患者诉胸闷、胸痛、身重气短症状均有明显缓解,4 日来服药, 每剂服完后自觉不适都有不同程度改善,虽在劳累后仍觉胸闷气短,但已能进行日常的活动。观其精神较初诊时转佳,言语增多,眉宇间无痛苦之色。此为药证相合,效不更方,再与 4 剂。

三诊:2012 年 5 月 23 日,患者诉近日胸闷、胸痛未作,上次就诊后从我院一直步行回家(进宁北街),未觉不适,体力明显恢复,心情转佳,频频感谢。观其脉证,均有好转,舌质转红,再与 5 剂,并嘱其坚持调服一月,以驱邪固本。

按语:此案患者年老体弱,气虚血亏,脏腑功能失调,肺气不足,脾不统血，气机郁滞，津液代谢失调而致瘀血、痰饮内生，心血运行不畅。津血同源，痰瘀相关，瘀血、痰饮既是病理产物又是致病因素，长期蕴积体内，日久蕴热成毒，进一步加重了气血津液代谢紊乱，脏腑功能阴阳失调，毒有外毒、内毒之分，王永炎院士明确指出："主要是邪气亢盛，败坏形体即转化为毒，"毒"系脏腑的功能和气血运行失常使体内的生理或病理产物不能及时排出，蕴积体内过多而生成"。临床遇此病症常采用经验方"愈冠清心化瘀方"治疗，以清解毒热、化痰通络止痛为其治疗法则。

案例七

姓名:王某　性别:男　年龄:70岁　初诊日期:2013年6月7日

主诉:心前区憋闷疼痛时作半年余。

现病史:患者自述去年9月份出外游玩，登高后出现心前区憋闷、疼痛，随即下山，症状缓解。返回后疑为平日缺乏锻炼之故，遂开始晨练，在一次锻炼过程中又出现了类似情况，就诊于心脑血管医院，查诊为冠心病，不稳定型心绞痛。舌暗红，苔黄燥腻，脉细弦。

辨证分析:患者老年男性，年已古稀，脏腑功能亏虚，加之平素喜食肥甘厚味，缺乏锻炼，易生痰浊，本虚加之实邪留居体内日久而致病，久病入络为瘀，痰浊、瘀血长期蓄积体内，蕴而化浊而生毒热，毒热痰瘀互结瘀阻心络而发为胸痹，舌暗红，苔薄黄腻，脉细弦数均为毒热痰瘀、心络痹阻之征象。

诊断:

中医诊断:胸痹(毒热痰瘀、心络痹阻证)。

治法:清解毒热、化痰通络止痛。

处方:愈冠清心化瘀方加减

金银花30克　山慈菇30克　丹参30克　三七粉(冲)2克

赤芍 15 克　瓜蒌 12 克　茯苓 20 克　焦 楂 30 克
元胡 20 克　葛根 20 克　川芎 20 克　黄芪 30 克
太子参 30 克　广藿香 10 克　白豆蔻 10 克

上方服 4 剂,凉水煎,取汁 500 毫升,分早、中、晚 3 次饭后半小时温服。

复诊:2013 年 6 月 12 日,患者诉服完 4 剂中药后一口气可爬到 4 楼,仅感有些喘息,心前区憋闷疼痛再未发作,感觉自己像是个没病的人一样,饭也吃得多了。以上方,再与 6 剂。

三诊:2013 年 6 月 19 日,患者诉近日心前区憋闷疼痛未作,腿脚轻快,精神转佳,不似过去腿脚僵硬,行走不便,故再与 4 剂巩固疗效。

按语:此案患者年老体弱,体内的生理或病理产物——“毒”“热”“痰”“瘀”不能正常通过络脉的渗透交换功能排出体外,而蕴结闭阻于络脉,导致机体阴阳失衡,最终发为此病,故而对其的治疗就应该以清解毒热、化痰通络止痛为主,方中瓜蒌、葛根化痰通络,丹参、川芎、三七、赤芍、延胡索活血化瘀、通络止痛 ,金银花、山慈菇清解毒热,更加黄芪、太子参益气生津。现代药理学研究金银花、山慈菇具有稳定斑块的作用。杨学信老师认为胸痹心痛之病证,以多维辨证老师之学说因毒致瘀,因虚致瘀,故采用解毒化瘀,宣痹止痛和益气化瘀,通络止痛是我常用且有效的治法,临证需多维辨证,结合个体化特点选用愈冠清心汤和愈冠心痛灵汤。

案例八

姓名:张某　性别:男　年龄:63 岁　初诊时间:2014-01-06

主诉:胸骨后疼痛时作 3 年加重半年。

现病史:患者 3 年前因胸骨后疼痛于某医院诊为“冠心病”,经治疗后患者胸骨后疼痛逐渐减轻,但近半年来患者胸骨后疼痛较前加重，休息后无缓解，每周发作3~5次，发作2~3分钟，含服硝酸甘油可缓解，劳累后疼痛加重，伴气短乏力，夜间睡眠一般，纳食可，二便通畅，舌质暗红，苔薄黄，脉弦。

既往史（药敏史）：否认糖尿病，否认肝炎、结核及其他传染病史，否认手术、外伤及输血史，否认药物及食物过敏史。

辨证分析：患者过食肥甘厚腻之品，滞留于脾，脾气不得转输，一则聚湿成痰，二则致热气上泛，日久则痰热滞留，现代六高（体重高、高血压、高血糖、高血脂、高血黏度、高负荷）一低（免疫力低）增多，体内的脂毒、瘀毒、浊毒蕴结易变生痰热瘀阻，形成阴虚阳盛之体，再则阴虚火旺，灼津液为痰，久而化热，痰与热结，营血阻遏，并发为热毒，痰浊，瘀血互结而致脉道涩滞，不通则痛，发为胸痹。

诊断：

中医诊断：胸痹。

症候诊断：毒热痰瘀，心络痹阻。

西医诊断：冠心病；高血压3级，极高危。

治法：清解毒热，化痰通络止痛。

丹参30克　炙甘草12克　生山楂30克　王不留行30克
金银花30克　山慈菇18克　炙黄芪30克　太子参30克
葛根20克　川芎20克　赤芍20克　元胡20克
三七粉3克（冲服）　山茱萸30克　瓜蒌20克

上方服6剂。

复诊：患者服药后胸骨后疼痛较前减轻，停药后胸骨后疼痛较前加重，昨晚胸骨后疼痛发作3次，每次发作2~3分钟，含服硝酸甘油可缓解，纳食一般，夜间睡眠可，二便通畅，舌质暗红，苔薄黄，脉细弦，上方加行气宽中，通络止痛之品，加紫苏10克、路路通10克，服7剂。

心 悸

案例一

姓名:李某　性别:男　年龄:66 岁　初诊时间:2014-11-05

主诉:心悸时作半月。

现病史:患者半月前因工作劳累出现心悸不适症状,以晨起、劳累、情绪激动时明显,心慌,乏力,夜间入睡困难,睡后易醒,二便通畅,患者于外院就诊,给予稳心颗粒等药物口服,症状改善不明显,现伴有气短,气不得续,心悸,工作时明显(患者从事脑力劳动为主),舌质暗红,苔根部黄,脉结代。

既往史(药敏史):否认糖尿病,否认肝炎、结核及其他传染病史,否认手术、外伤及输血史,否认药物及食物过敏史。

辅助检查:

心电图示:窦律室性期前收缩;辨证分析:患者思虑过度,劳伤心脾,使心神不能自主,发为心悸,情绪激动时加重,脾脏受损,气血生化无源,无以养心,故夜不能寐,劳则耗气伤血,故劳则加重,气血亏虚,故见乏力,倦怠。

诊断:

中医诊断:心悸。

症候分型:心血亏损。

西医诊断:心律失常;频发室性期前收缩。

治法:镇惊定志,安心养神。

处方:归松复律汤加减。

当归 30 克　黄芪 30 克　山萸肉 30 克　生熟地 30 克
炒白芍 30 克　甘松 20 克　茯神 20 克　黄连 10 克
焦山楂 30 克　炙甘草 15 克　阿胶 10 克(烊化)

丹参 30 克　龙齿 30 克

上方服 4 剂。

复诊:患者乏力缓解,仍诉心悸不适,劳累、情绪激动时明显,纳食一般,夜间睡眠差,二便通畅,舌质暗红,苔根部黄,脉结代。患者思虑过度,久病耗气伤血,故原方加柴胡 15 克、太子参 30 克,以益气健脾,疏肝解郁,服 5 剂。

三诊:患者自感心悸症状较前减轻,情绪烦躁易怒,纳食一般,夜间睡眠可,二便通畅,舌质暗红,舌体胖大,苔黄,脉结代,继服 5 剂。

按语:心悸为常见病,但病因复杂,并发症多为难治性病证,故老师古代与现代相结合,传统与现代相结合,通过临床实践,自拟了归松复律汤治疗复杂性心律失常,临床上据个体与辨证应用效果确切。

心悸是许多疾病的一个共同表现,以血不养血,肾虚胆怯为主,治疗用养心安神定惊补肾之法,使心血得补,益肾填髓,精血溢心济肾,水火相济,心悸得除。

案例二

姓名:雷某　性别:男　年龄:61 岁　初诊时间:2010-06-20

主诉:阵发性心慌反复发作 8 年,加重伴胸闷、气短 5 天。

现病史:患者自诉 8 年前因风湿性心脏病,主动脉瓣狭窄,行二尖瓣置换术,术后转为永久性房颤。患者反复就诊于区内各医院,病情控制尚平稳。近 5 天,患者自觉心悸加重伴胸闷气短,有胸闷烧灼感、头晕、头昏、心慌不适,患者为明确诊治,故来我院门诊。刻下症见:心悸、胸闷、气短,伴头晕目眩,失眠多梦,口干盗汗,纳食尚可,二便调。舌质红,少苔,脉结代。

既往史：患者有风湿性心脏病二尖瓣置换术病史8年，8年间口服抗凝药物，2006年曾因慢性萎缩性胃炎于我院住院治疗。否认肝炎、结核及其他传染病史，否认高血压病及糖尿病史，否认手术、外伤及输血史，否认药物及食物过敏史。

辅助检查：

心电图示：心房纤颤320次/分；V2-V4 ST-T段下移0.05~0.1mv。

辨证分析：患者主要表现为心慌，心悸伴胸闷、气短，属心悸范畴。患者因痹病日久，心血不足，不能养心，故出现心慌、心悸。心血耗损不能上营，故头晕目眩。心血虚极耗损阴液，心阴不足，故心烦失眠多梦。阴虚火旺故口干盗汗。阴血虚则出现胸闷、气短。舌红、少苔、脉细均为血虚之证。次病病位在心，其发病与脾、肾、肺、肝功能失调有关。

诊断：

中医诊断：心悸。

症候分型：心血亏虚。

西医诊断：心律失常，永久性房颤；风湿性心脏病，二尖瓣、主动脉瓣置换术后。

治法：养心安神，镇惊定志。

处方：

当归30克　甘松30克　黄芪30克　太子参30克
龙眼肉30克　丹参30克　朱茯神20克　生熟地各30克
炒白芍20克　焦楂30克　鸡内金12克　郁金15克
葛根15克　山药15克　炒薏仁30克

上方3剂，水煎服，分3次温服。

复诊：患者心悸症状改善，胸闷、气短症状不显，病中仍感头晕，乏力，汗出，睡眠差，二便调。舌红，少苔，脉结代。

辨证裁方：患者头晕、乏力、汗出症状与气血不足相关，故原方中加入浮小麦 30 克、甘草 15 克及龙牡各 30 克，以益气养阴敛汗安神。上方各 5 剂，水煎服，分 3 次温服。

三诊：患者心悸、头晕、乏力、汗出症减，睡眠改善，纳食可，二便调，诉双足偶有浮肿，舌质淡红，苔白，脉结代。

辨证裁方：心血亏虚，气机不利，气血失常，水液易停，令足踝浮肿，加茯苓 20 克，以淡渗利湿。上方 3 剂，诸症乃平。

按语：此病案依据四诊合参，病史可诊断为：气血亏损，心失所养。此病例为男性。患者患病 8 年，曾行心脏瓣膜置换，术后气血亏损，心失所养，故悸动不宁，气短乏力。采用补气以养心、以当归补血汤为主化裁治疗，使心、肾、脾气得助，化血运精上输心肺，使气短心悸诸症得以缓解。此治疗病例是告诫吾徒不要看到舌红苔腻就不敢使用补药，要洞察病机，缓急有序，遣方用药如用兵也，扶正祛邪为治疗特点。

眩晕病

案例一

姓名：马某　性别：女　年龄：82 岁　初诊时间：2012-2-15

主诉：眩晕时作 24 年，伴头痛半月。

现病史：患者半月来眩晕反复发作，偶伴视物旋转，无恶心呕吐，急躁易怒，头痛时作，口干多饮，纳可，眠差，入睡困难，多梦，小便量多，夜尿频，大便可，一日一行。舌质暗红，苔黄腻，脉沉滑。

既往史（药敏史）：否认糖尿病、肝炎、结核病史，有高血压病 20 年，服用硝苯地平控释片 30 毫克 gd，血压仍控制在160mmHg ~ 150mmHg/850mmHg ~ 95mmHg。否认手术、外伤及输血史，否认药物及食物过敏史。

辅助检查：生化：UA 487umol/L、HDL 0.89mmol/L、APOB 1.16g/L、

Igg 21.00g/L,余无异常。血凝分析:PT-% 78.0%,余无异常。

辨证分析:患者平素情绪急躁易怒,长期忧郁恼怒,气郁化火,使肝阴暗耗,风阳升动,上扰清空,发为眩晕;又患者肾阴亏虚,肝失所养,以致肝阴不足,肝阳上亢,亦发为眩晕。肝阳上亢,上冒清空,劳则伤肾,怒则伤肝,均可使肝阳更盛,故头晕加甚。肝旺则急躁易怒,肝火扰动心神,故少寐多梦。肾阴亏虚,膀胱气化不利,故小便量多,舌质暗红,苔黄腻,脉沉滑,皆是肝阳上亢之征。故辨为肝阳上亢、络脉阻滞之症。

诊断:

中医诊断:眩晕,阳亢络阻证。

西医诊断:高血压3级,极高危。

治法:平肝活络利水。

方药:调压汤加减

天麻15克　钩藤15克　杜仲10克　首乌藤30克

黄芩10克　丹参20克　路路通10克　石决明15克

川芎10克　当归10克　栀子10克　生地15克

白芍10克　甘草6克　珍珠母10克　草决明15克

按语:此病案诊断:眩晕;症候诊断:阳亢络阻证。此患者平素情绪急躁易怒,长期忧郁恼怒,气郁化火,使肝阴暗耗,风阳升动,上扰清空,发为眩晕;又患者肾阴素亏,肝失所养,以致肝阴不足,肝阳上亢,亦发为眩晕。肝阳上亢,上冒清空,劳则伤肾,怒则伤肝,均可使肝阳更盛,故头晕加甚。肝旺则急躁易怒,肝火扰动心神,故少寐多梦。肾阴亏虚,膀胱气化不利,故小便量多,舌质暗红,苔黄腻,脉沉滑,皆是肝阳上亢之征。故辨为肝阳上亢、络脉阻滞之证。

案例二

姓名:巫某　性别:男　年龄:61 岁　初诊时间:2011-07-04

主诉:发作性头晕、头昏半月。

现病史:患者有高血压病史 6 年,近半月常无明显诱因出现头晕目眩,视物旋转,伴行走时欲扑感。曾于附院就诊,确诊为高血压病,多发性陈旧性脑梗塞,椎基底动脉供血不足。刻下症见:头晕、头昏、行走时欲扑,间断入睡困难,心烦,二便尚调。

既往史(药敏史):有高血压病史 6 年,现口服硝苯地平控释片30毫克 qd、酒石酸美托洛尔 12.5 毫克 Bid、马来酸依那普利 10 毫克 qd,血压控制在 140mmHg ~ 130mmHg/80 ~ 70mmHg。否认糖尿病,否认结核及其他传染病史,否认手术、外伤、输血史。否认食物及药物过敏史。

辅助检查:心电图示:偶发房性、室性早搏(2011 年 7 月 4 日,本院)颅脑 CT 及双颈动脉彩超拒查。

诊断:

中医诊断:眩晕、阳亢阻络证。

西医诊断: 高血压病 2 级(极高危),陈旧性脑梗塞,椎动脉供血不足。

治法:平肝活络利水法。

处方:

草决明 30 克　川芎 20 克　葛根 20 克　路路通 20 克
山萸肉 30 克　炒薏米 30 克　炒山药 20 克　天麻 15 克
钩藤 15 克　珍珠母 30 克　焦楂 30 克　内金 20 克
泽泻 20 克　茯苓 20 克

复诊:2011 年 7 月 9 日,患者服用 5 剂后,头晕、头昏症状减轻,但感心悸阵阵,时有烦躁,心虚不宁,双目干涩发花,考虑肝血不足,郁热扰心神,故加入当归 20 克、甘松 30 克、生栀子 12 克以养肝血,理气开郁,清郁热,安心神。连服 10 剂,患者头晕感消失,心烦,心悸阵阵感缓解。

按语:患者主要表现为头晕、头昏,故可辨为眩晕。眩晕一病古人论证颇多,经云"诸风掉眩皆属于肝",认为肝阳上亢、肝风上扰是眩晕的主要病机,后又有"无虚不作眩""无痰不作眩""巅顶之上,唯风可致"多种学说。总之不外乎风、痰、瘀、虚所致。在随师临证中,上述种种往往无单独出现,总兼而有之。杨老师博采众长,应用多维辨证法,从气血、阴阳、三焦、脏腑综合辨证,拟以调压汤,选用草决明、葛根、钩藤、珍珠母平肝解痉潜阳。山萸肉、泽泻、苔厚育阴潜阳利水渗湿;川芎、路路通以活血化瘀;黄芪、太子参、炒薏仁健脾化湿。全方共参平肝活络利水之效,二诊考虑到脾虚未醒,痰浊阻络,肩臂麻木,心悸气短,都与血虚有关,故在方中加入当归养血活血,现患者病情好转。师之组方,意在开瘀畅络除邪,诸症效著。

此病案系脑系病症之眩晕病。老师在临证时采用多维辨证法识病因,责病机,选方药,体会到老师的多维辨证法,临床依病而用得教导和用药的准则及满意临床疗效。但不管应用何种思辨方法,提高临床疗效乃终极目标。

案例三

姓名:宋某　性别:男　年龄:71 岁　初诊时间:2011-03-05

主诉:头晕、头痛反复发作半年伴双下肢麻木 1 月。

现病史:患者自诉半年来,常因劳累或饮食不节出现头晕,头昏,双下肢胀痛,就诊于市医院及本院门诊,测血压可达170/90mmHg,未予院内正规治疗,于门诊行口服降压药硝苯地平控释片 30 毫克,每日一次。现服稳心颗粒,病情未控制,此一月后,患者上述症状加重，并随病症出现双下肢麻木，右上肢胀麻，精神食欲可，大便干秘不易行，2～3日一行。

既往史：有慢性咳嗽、哮喘病史，无慢性阻塞性肺病史，于多家医院确诊为慢性咽炎，否认糖尿病、冠心病病史，否认手术、外伤及输血史。否认药物、食物过敏史。

体格检查：舌质嫩红，苔黄燥，脉细弦。

辅助检查：门诊测血压：170/90mmHg，未行24小时血压监测。

中医诊断：眩晕。

症候诊断：痰瘀互结。

西医诊断：高血压病3级，极高危。

治法：祛痰活血通络法。

处方：半夏15克　白术10克　天麻10克　钩藤15克
珍珠母20克　葛根20克　川芎15克　路路通20克
泽泻20克　茯苓20克　地龙10克　全虫12克
生薏仁20克　黄芪10克　桂菊12克　生熟地各20克

复诊：2011年3月9日，患者自觉肢麻、肢痛等有所改善，头晕、头昏较前有所改善，但不明显，病程中感上肢困乏较明显，故在原方中加入片姜黄、白蒺藜以使药效上行，活血止痛。继服5剂，症状消失。

按语：患者主要表现为头晕、头昏、双目发胀、头痛等症，故可辨为眩晕。究其患者的发病原因与劳累、饮食不节有关，此两原因均可累及肝、脾。阴精暗耗，气机郁结化火，导致风阳升动，扰乱堵塞，故发为眩晕。肝为木脏，木郁克土，脾气运化失常，痰浊内生，痰瘀中阻郁久化热，可成痰，湿盛易伤阴；故肝阳上亢。患者年迈，阴亏于下，水不涵木，肝阳升动，夹痰上扰于脑络，易发中风。痰浊瘀久阻滞经脉，先以肢体麻木、肿胀、困重、乏力、肢端发冷等中经络表现。舌质暗红，苔黄燥，脉细弦均示痰瘀上结之象。杨学信老师认为此证必须用虫类药物增强活血通络的效力，使之经脉、肢端，均可使药效以达。此病案系中医脏病之眩晕病个案诊治的记录。眩晕论治，以本案特点以痰瘀阻滞为主证，故对老师诊治眩晕病的临床思维，分型，组方用药进行总结探索分析，加以研究与临床实践。主动积极感悟探索精神值得肯定。

案例四

姓名：马某　性别：女　年龄：80 岁　初诊时间：2011-03-16

主诉：发作性头晕目眩伴头痛 1 周余。

现病史：患者诉有高血压病史 20 余年，经常感到头晕目眩，头痛，口服降压药物非洛地平缓释片 2.5 毫克 Bid 及美托洛尔片 25 毫克 qd，血压一般波动在 180mmHg ~ 160mmHg/100mmHg ~ 90mmHg。近一周，患者因劳累加之感受风寒后出现头晕、头痛加重。刻下症见：头晕、目眩，伴头痛，胸闷气短，心悸心慌，劳累后加重，晨起咳嗽有痰，周身发困，心烦失眠。舌淡红，苔薄腻，脉弦细。

既往史（药敏史）：否认冠心病、糖尿病病史。否认肝炎、结核及其他传染病史。否认手术、外伤及输血史。否认药物及食物过敏史。

辅助检查：血液分析示：COBC 11.30*109/L　N 68.2%　L 25.9%　尿液分析示：OB(+) 镜检示：白细胞(+)　心电图示：房颤

中医诊断：风眩。

症候诊断：气虚血瘀，阴虚阳亢证。

西医诊断：高血压病。

治法：益气活血利水法。

处方：

黄芪 30 克　太子参 30 克　山芋肉 30 克　甘松 20 克
黄连 9 克　菖蒲 10 克　炙远志 20 克　当归 30 克

朱茯神 30 克 泽泻 20 克 猪苓 20 克 莪术 15 克
生地 30 克 木香 10 克 炙甘草 15 克 炒杏仁 15 克
焦楂 30 克

复诊:上方服用 5 剂,自觉头晕目眩症状缓解,无明显咳嗽,咳痰减轻,病程中仍感头痛,以颈项部为主,双目发胀。考虑为上焦风热未解,故加入牛子、蔓荆子、菊花、白蒺藜以疏风清热、解毒止痛。

三诊:患者头晕、头痛消失,咳嗽减轻,无心悸心烦,守方 5 剂后患者病情平缓未复。

按语:此病案系脑病证之眩晕病。此病案患者因劳累致风邪外袭失治致风眩病证,缠绵未愈而就诊。伴心悸、胸闷、咳嗽、头痛,舌苔薄腻等症。可谓病因明确,病机复杂,难以用一种辨证方法确定,故老师虑患者年迈,精血亏损,痰浊阻络,只有采用通化补泻之法才能切之要害,用之妙哉。

案例五

姓名:纳某 性别:女 年龄:58 岁 初诊时间:2011-08-23

主诉:头晕、头痛反复发作 1 月,加重伴双目干涩发红 3 天。

现病史:患者确诊为高血压病 5 年余,长期口服降压药物硝苯地平缓释片 10 毫克 Bid、美托洛尔 25 毫克 Bid,血压控制在145mmHg ~ 140mmHg/100mmHg ~ 90mmHg。近 1 个月,患者自觉头晕、头昏、双目干涩,服用降压药物及六味地黄丸症状不缓解。症见:头昏目眩,双目干涩发红,面红,肩臂疼痛,腰部酸困。舌淡红略紫,苔薄黄,脉细弦。

既往史(药敏史):有高血压病 5 年,现口服硝苯地平缓释片及美托洛尔, 血压波动于 145mmHg ~ 140mmHg/100mmHg ~ 90mmHg。否认糖尿病、冠心病病史。否认肝炎、结核及其他传染病史,否认手术、外伤及输血史,否认药物及食物过敏史。

辅助检查:暂无。

中医诊断:风眩。

症候诊断:阳亢络阻证。

西医诊断:高血压病。

治法:袪风、清热、活络、平肝、利水。

处方:调压汤

决明子 30 克 川芎 20 克 葛根 20 克 路路通 20 克

生地黄 20 克 熟地黄 20 克 黄芩 10 克 珍珠母 30 克

钩藤 15 克 茯神 20 克 泽泻 20 克 天麻 10 克

羌活 10 克 防风 10 克 菊花 15 克 白芷 10 克

鸡内金 15 克 焦楂 30 克

复诊:患者头晕、头昏症状改善,双目干涩症状缓解,无发红,常感颌面烘热,肩臂疼痛,双耳发痒、发痛。考虑上焦郁热,故在原方中加入牛蒡子 10 克、蔓荆子 10 克、白蒺藜 10 克,以疏风清热明目。

三诊:患者服药 4 剂,症状消失,眩晕未复作。

按语:此病案系脑系病症之眩晕病。脑为奇恒之腑,脑之病症于各种病因、病机、经络及脏腑功能失调密切相关。故治疗脑病仍以多维辨证法为先导,尚能确定病之因,择之病机而遣方用药。此案患者系阳亢湿阻症,治疗平肝外,意在利水活络。阳亢之病机,故水行则血行,血行则络痛,诸症故消。

案例六

姓名:马某 性别:女 年龄:71 岁 初诊时间:2011-07-22

主诉:头晕、头昏反复发作 5 年余,加重伴头痛 1 月。

现病史:患者确诊为高血压病 5 年。5 年间,患者反复出现头晕、头昏,血压最高达155/115mmHg,平素口服硝苯地平缓释片10毫克2次/日,血压控制在140mmHg~130mmHg/90mmHg~80mmHg。近日患者因外感引发头晕、头昏加重伴心烦易怒,口干口苦。腹部胀满,纳食不化,大便不通,双下肢浮肿,小便尚调。舌质暗红,苔黄燥,脉细弦。

既往史(药敏史):否认冠心病、糖尿病病史,否认肝炎、结核及其他传染病史,否认手术、外伤及输血史,否认药物及食物过敏史。

辅助检查:测血压160mmHg~150mmHg/105mmHg~100mmHg。

中医诊断:眩晕。

症候诊断:肝阳上亢,痰热痈阻。

西医诊断:高血压病2级(极高危)。

治法:清热平肝法。

处方:

野菊花20克　葛根20克　川芎20克　泽泻20克
生栀子15克　黄芩12克　金钱草15克　生姜6克
黄芪30克　路路通12克　珍珠母30克　钩藤15克
炒薏仁30克　焦楂30克　玄参30克　青陈皮各15克

复诊:2011年7月25日,患者二诊时诸症大减,苔黄腻渐去,仍觉心烦急躁,脘腹胀满不舒,故去黄芩、野菊花,加入连翘15克以解心烦,加川朴10克以消胀除痞。

三诊:2011年7月30日,患者脘腹胀缓解,口干气躁消失,头痛不留,双下肢浮肿消退。

按语:此病案系为脑系病症之眩晕病。以此病案临症症候群分析,诊断为眩晕之肝阳上扰清窍之阳亢络阻证。吾就心得体会中老师对此病证方药分析较为熟练,但请记住老师临证时指教的多维辨症法思辨方法,不单纯应用在诊断分型方面,对组方选方也十分重要。

案例七

姓名:刘某　性别:女　年龄:52岁　初诊时间:2008-11-6

主诉:反复发作性头晕、头昏5年,加重2周。

现病史:患者自诉近5年来头晕、头昏频繁发作,严重时出现头痛,双目干涩,口黄咽干,睡眠差,四肢困乏倦怠,心悸频作,二便尚调。舌质嫩红,苔薄黄,脉细弦。

既往史(药敏史):有高血压病3年,平素服用复方降压片,血压控制在130/100mmHg,否认糖尿病、肝炎、结核及其他传染病史,否认手术、外伤及输血史,否认药物及食物过敏史。

辅助检查:无。

辨证分析:患者主要表现为头晕、头昏,故可辨为眩晕。眩晕非久头晕也,头晕主证虚多实少,而眩晕之病则多气本虚标实,尤其发作时,标实之证较突出,《黄帝内经》有"诸风掉眩,皆属于肝"之说。其病因主要与情志失调、饮食偏嗜有关。患者为中年妇女,肝肾渐亏,肝阳上逆,上扰诸窍,故为眩晕。邪热郁滞经脉,又易随经上扰于头,故见头痛。双目干涩,口苦口干,肝与胆相连,肝热易及胆,肝脏为患,疏泄水气不及,则易生湿。湿浊流注经脉,故感到四肢困乏倦怠。肝主疏泄,性喜条达而恶抑郁,肝热及胆,胆主气机,参与神明,心之神明肆虑,故出现心悸不适。肾虚水不涵木,肝阳易亢。综观脉症,病位肝,于肾有关,为标实本虚之证。

诊断:

中医诊断:眩晕;西医诊断:高血压病2级。

治法:清肝活络法。

处方:

草决明30克　川芎20克　葛根20克　茯苓20克
泽泻20克　路路通10克　白蒺藜30克　川牛膝15克

天麻 12 克　钩藤 15 克　珍珠母 30 克 酸枣仁 10 克
炙远志 10 克 山茱萸 30 克 熟地 30 克

按语:此患者诊断:眩晕;症候诊断:肝阳上亢。此病案患者以反复发作头晕、头昏 5 载之久,肝阳暗耗,阴不制阳,肝阳上扰诸窍而头昏头晕,双目干涩,口干口苦,舌红,脉弦细等病症特点。临床上遇到肝阳上亢,暗耗肝阴,火邪上扰的病患之人可采用清热平肝、活经之调压汤(经验方自拟)治疗。此方经多年临床使用与临床总结分析对肝阳上亢、阴液耗伤伴头痛、络脉不畅的病人实有良效,对伴有邪热内扰心神之虚实杂之证尚加滋阴养心之品方能获满意疗效。

案例八

姓名:吴某　性别:女　年龄:41 岁　初诊时间:2011-08-09

主诉:头晕、头痛反复发作 2 年,加重 1 周。

现病史:患者 2 年来常因劳累出现头昏脑胀,就诊于区内医院,被确诊为高血压病,予以口服洛丁新 10 毫克,每日 1 次。疗效不佳。现症见:头晕项强,心烦口干,眠差易醒,双手困重发麻,二便调。舌质红,苔薄黄,脉细弦。

既往史(药敏史):否认冠心病及糖尿病病史。否认肝炎、结核及其他传染病史,否认手术、外伤及输血史,否认药物及食物过敏史。

辅助检查:暂无。

中医诊断:眩晕。

症候诊断:阳亢湿阻。

西医诊断:高血压病 2 级,中级。

治法:平肝活络利水法。

处方:调压汤。

草决明 20 克　川芎 20 克　葛根 20 克　路路通 20 克

泽泻20克　　茯苓20克　钩藤15克　　珍珠母30克

炒薏米30克　黄芪30克　山芋肉30克　焦楂30克

太子参30克　内金15克　炒山药20克　生熟地各20克

复诊:2011年9月17日,患者服用上方剂后,头晕、头昏症状好转,嘱继续医治,并避风寒,畅情志,调饮食。若病程中感颈部不适,肩背肢体困乏,可在方中加入片姜黄、刺蒺藜以化痰豁痰,活络、利气、止痛。再服10剂,三诊来视,诸症消失。

按语:此病案系脑病之眩晕病。脑病治疗以老师多维辨证法的思辨方法,综合外在症候,结合舌脉,明确病因,责之病机而采用相应的综合方药。此案老师依据往年的诊治经验以平肝活络利水法之调压汤施治,使平肝不伤阴,活络利水不伤气,达到火有退路,阴精得复。

案例九

姓名:况某　性别:女　年龄:59岁　初诊时间:2014-10-27

主诉:头晕、头昏半月,加重伴腰膝酸软1天。

现病史:患者近半月出现头昏、头晕、耳鸣、目涩、腰膝酸软、汗多、乏力、夜寐不安,纳可,二便尚调。舌红苔薄黄,脉沉细。测血压150/100mmHg。

既往史(药敏史):否认糖尿病,否认肝炎、结核及其他传染病史,否认手术、外伤及输血史,否认药物及食物过敏史。

诊断:

中医诊断:眩晕,肝阳上亢;西医诊断:高血压3级(极高危)。

治法:平肝潜阳,滋养肝肾。

处方:调压汤加减。

天麻10克　钩藤15克　葛根20克　川芎20克

川牛膝 20 克　草决明 30 克　泽泻 20 克　茯苓 20 克
白芍 20 克　桑寄生 30 克　茯神 20 克　珍珠母 30 克
细辛 3 克　青葙子 30 克　牛蒡子 15 克　石菖蒲 10 克
浮小麦 30 克

上方服 3 剂。

复诊：2006 年 9 月 30 日，头昏、头晕减轻，出汗减少，寐可，舌红苔薄脉细，继以前方出入共 20 余剂；血压 140/90mmHg，诸症好转。

按语：以平肝潜阳，滋养肝肾立法，方中天麻、钩藤、草决明、珍珠母皆为平肝，清肝之品，生白芍柔肝，泽泻、茯苓、桑寄生补肾，葛根、川芎活血祛瘀而扩张心脑血管，降低血压，而达定眩目的。眩晕之病机，古人论述颇多，早在《黄帝内经·素问·至真要大论篇》有"诸风掉眩，皆属于肝"，《灵枢·口问》有"上气不足"，《灵枢·海论》有"髓海不足"以及《黄帝内经·素问·玄机原病式》认为本病的发生是由于风火，有"风火皆属于阳，多为兼化，阳主乎动，两阳相搏，则为之旋转"等病因论述。《丹溪心法·头晕》则偏主于痰，有"无痰则不作眩"的主张，提出"治痰为先"的方法。《景岳全书·眩运》指出："眩运一证，虚者居其八九，而兼火，兼痰者不过十中一二耳。"能应用中医学扎实的基础，领悟老师用药寓意和变化配伍规律。还需结合五行学说与西医血管病变的特点及现代中药研究成果思悟。

案例十

姓名：艾某　性别：女　年龄：48 岁　初诊时间：2012-11-9

主诉：头晕、头昏反复发作 1 月，加重伴双目干涩 3 天。

现病史：患者 5 年前确诊为高血压病，长期服用硝苯地平缓释片 10 毫克 Bidpo，血压控制在 150mmHg~140mmHg/100mmHg~90mmHg，近 1 月来患者自觉头晕、头昏，无视物旋转，未予重视。3 日前感眩晕加重,双目干涩、发红,自服六味地黄丸无效,就诊时症见:头晕、头昏,双目干涩、发红,心烦意燥,面红,身重腰酸,肩臂疼痛不能上举,纳食睡眠差,二便尚调,舌暗红,苔薄黄,脉细弦。

既往否认糖尿病、冠心病等病史。否认药物及食物过敏史。

辅助检查:颅脑 CT(未见异常)

彩色多普勒超声:双侧椎动脉阻力增高,远段小血管紧张素增高。(2012 年 10 月 18 日本院)

辨证分析:患者中年女性,以“头晕、头昏反复发作伴双目干涩”为主诉就诊,故可辨为“眩晕”,患者素体肝旺,肝阳化风,肝风内动,上扰清窍而发为眩晕,肝阳亢逆,气血上冲,而见面红目赤,阳亢阴亏,双目失于濡养可见双目干涩。肝阳独亢于上,肝肾阴亏于下,筋脉失养,而见腰酸,肩臂不舒;脾失健运,痰湿中阻,而见身重、纳呆,舌脉均为阴虚阳亢,络脉阻滞之征象。

诊断:

中医诊断:眩晕(阳亢络阻);西医诊断:高血压病。

治法:平肝活络利水法。

方药:杨学信调压汤加减。

处方:

草决明 30 克	葛根 20 克	川芎 20 克	泽泻 20 克
生熟地各 20 克	生白芍 30 克	天麻 12 克	钩藤 15 克
珍珠母 30 克	茯苓 20 克	路路通 10 克	山茱萸30克
生甘草 10 克	黄芩 10 克	羌活 10 克	防风 10 克
白芷 10 克	菊花 15 克		

上方服 5 剂,凉水煎,取汁 500 毫升,分早、中、晚 3 次饭后半小时温服。

复诊:2012 年 11 月 14 日,患者诉头晕、头昏症状明显缓解,双目干涩减轻,无发红,常感面颊烘热,双耳痒痛,肩臂疼痛,考虑为上焦郁热未解,故在上方中加入牛蒡子 10 克、蔓荆子 10 克、白蒺藜 10 克,以疏散风热,清理头目,再予 4 剂以观后效。

三诊:2012 年 11 月 19 日,患者诉头晕、头昏症状消失,头目清利,身重腰酸悉除,是谓方药切证,再服 4 剂,巩固调理。一个月后电话随访,眩晕未作。

按语:此案患者杨学信老师辨为“阳亢络阻”之眩晕,选用清热平肝、利水和络之调压汤治疗本病,方中天麻、钩藤、珍珠母既能平肝风,又能清肝热;草决明、菊花具有清肝明目之效;山茱萸、熟地、泽泻、茯苓取六味地黄之滋补肝肾,淡渗利浊之意,加入羌活、防风、白芷祛风湿、利关节、止痹痛,川芎、路路通活血通络,之所谓“治风先治血,血行风自灭”,进而达到平肝息风之效。

案例十一

姓名:潘某　性别:女　年龄:62 岁　初诊日期:2012-11-7

主诉:反复发作性头晕头昏 10 余年,加重伴双下肢浮肿 1 周。

现病史:患者诉有高血压 10 余年,血压波动于 170mmHg-160mmHg / 110mmHg-80mmHg,口服两种降压药物,不能提供具体名称,血压控制不理想。近 10 年间头晕、头昏反复发作,伴耳鸣、口苦、咽干,每因烦劳或恼怒而头痛、头晕增加,近一周症状加重,胸闷恶心,食少纳呆,心烦少寐,失眠健忘,腰膝酸软,双下肢浮肿明显。舌暗淡、苔白腻、脉细弦。

既往体弱,有脑梗塞及双下肢静脉曲张病史。

辨证分析:患者老年女性,肾精亏耗而乏源,肝肾同源,一损俱损,水不涵木,肝阳浮越而独亢于上,肝阳化风扰动清窍而发为眩晕。阳亢化火,灼伤津液而见口苦咽干;肝肾阴虚,脑髓失充,头目失养而见头晕目眩、耳鸣;髓减骨弱,故腰膝酸软;肝气过旺,伐克脾土,导致脾失健运,痰湿内生,故见胸闷恶心,食少纳呆;湿邪流注络脉,可见双下肢浮肿,舌脉均为肝阳上亢,湿邪阻络之征象。

诊断:

中医诊断:眩晕(阳亢络阻);西医诊断:高血压病3级,极高危。

治法:平肝活络利水法。

方药:杨学信调压汤加减。

处方:草决明30克　葛根20克　川芎克　泽泻克

生熟地各20克　生白芍30克　天麻12克　钩藤15克

珍珠母30克　茯苓20克　川牛膝20克　路路通10克

生甘草10克

上方服4剂,凉水煎,取汁500毫升,分早、中、晚3次饭后半小时温服。

复诊:2012年11月12日,患者诉头晕、头昏、耳鸣缓解,口苦咽干减轻,双下肢浮肿仍未消退,兼伴胸闷恶心、气短乏力,纳呆少寐,舌暗淡、苔白腻、脉细弦。血压波动为149mmHg~155mmHg/100mmHg~70mmHg。

上方去白芍,加赤芍20克、太子参30克、黄芪30克、木香10克,再予5剂。

三诊:2012年11月16日,患者诉诸症缓解,仍有足背缓解,测血压150/90mmHg,上方再加汉防己10克、鹿角霜10克、王不留行30克,再服4剂。

一月后电话回访,患者眩晕未做,双下肢浮肿消退,血压波动为150mmHg~135mmHg/90mmHg~80mmHg。

按语:本案反映了虚实夹杂的病变过程。患者气阴两虚为本,以湿邪痰火为标,急则治其标,因肝肾阴虚,肝阳上亢,化火动风者,则清之、镇之、潜之、降之，故用草决明、葛根、天麻、钩藤、珍珠母、生熟地、川牛膝，配合用泽泻、生白芍、茯苓、路路通，调节三焦水道以利水渗湿，使痰湿从小便而出，水湿得泄，则痰火得祛。浮阳得潜，痰瘀渐祛，本虚之证显现，表现为胸闷恶心，气短乏力，少食不寐，故而加入太子参、黄芪、汉防己等以益气养阴，理气健脾、活血通阳，行气利水，故病邪祛、气血调、诸证得消。

案例十二

姓名：杨某　性别：女　年龄：45 岁　初诊时间：2013- 5-15

主诉：头晕、头昏时作 10 年余，加重 1 周。

现病史：患者诉 10 年前始出现头晕、头昏，耳鸣时作，于市医院诊断为高血压病，血压最高达 170/100mmHg，口服硝苯地平缓释片 10 毫克 big。刻下症见：头晕、头昏，时伴耳鸣，心烦易怒，双眼睑及双下肢肿胀不适，头重如裹，纳食睡眠尚可，二便调畅。舌暗淡，苔白腻，脉细弦。

辨证分析：患者中年女性，以“头晕、头昏时作”为主诉就诊，故可辨为“眩晕”，患者素体肝旺，肝阳化风，肝风内动，上扰清窍而发为眩晕；肝阳亢逆，气血上冲，扰动心神，而见心烦易怒；阳亢阴亏，孔窍失于濡养可见耳鸣；肝阳独亢，乘伐脾土，脾失健运，水液运化失司，而见眼睑下肢肿胀，清阳被遏，而见头重如裹，舌脉均为肝阳上亢，湿邪阻络之征象。

诊断：

中医诊断：眩晕　阳亢络阻；西医诊断：高血压病 3 级，极高危。

治法：平肝活络利水。

处方：杨学信调压汤加减。

草决明 30 克　杭芍 30 克　天麻 12 克　山茱萸 30 克

葛根 30 克　　茯苓 20 克　　泽泻 20 克　　菊花 15 克
地龙 10 克　　川芎 20 克　　川牛膝 12 克　　路路通 10 克
珍珠母(先煎)30 克　　钩藤(后下)15 克
生熟地各 20 克　　生薏仁 30 克

上方服 5 剂,凉水煎,取汁 500 毫升,分早、中、晚 3 次饭后半小时温服。

复诊:2013 年 5 月 20 日,患者诉头晕、头昏、耳鸣缓解,心情稍畅,服中药至今 5 日未服降压药,血压平稳,近日监测血压波动于 135mmHg~120mmHg/80mmHg~70mmHg,仍诉双眼睑及双下肢肿胀,双目干涩。一般情况良好。故予上方 5 剂加桑寄生 30 克以补肝肾。

三诊:2012 年 5 月 29 日, 患者近 5 日自行停药, 血压波动于 160mmHg~150mmHg/90mmHg~80mmHg,门诊测血压140/100mmHg,头晕、头昏明显好转,精神明显好转。

按语:我们根据宁夏地区特殊的地理环境、气候特点、饮食习惯等特点,结合临证体会,认为阳亢络阻是高血压病的常见发病机制,治疗上以平肝潜阳,利水活络为大法,予调压方治疗。方中草决明苦寒入肝经,平肝阳、泻肝火、清头目;生地黄甘寒,清热养阴滋肾水;钩藤甘寒,息风止痉、清热平肝;茯苓甘平,健脾补中、利水渗湿;泽泻甘寒,清热利水泄浊;白芍酸苦微寒,平肝养血止痛;珍珠母咸寒,质重沉降,平肝潜阳;川芎辛温,活血通络止痛;地龙咸寒,活血通络、清热息风;川牛膝苦酸平,逐瘀通络利水,引血下行以折起阳亢;葛根甘凉,升清降浊,既输津以濡养络脉,又活血以畅通络脉;路路通苦平,利水活络通经;菊花甘苦微寒,平肝清热潜阳;生甘草甘平,益气补中,调和诸药。

肺系病

案例一

姓名:马某　性别:女　年龄:59岁　初诊时间:2009-6-9

主诉:反复发作性喘急伴呼吸困难2年,加重伴有咳嗽、少痰1周。

现病史:患者自诉2年来每因天气变化或季节交替出现鼻痒及流涕、喘急、气短伴呼吸不畅,喉中偶有哮鸣音,胸闷,干咳少痰,可自行缓解。近一周,患者气喘症状较差,呼吸困难,为明显诊治,故来我院门诊。症见:喘急,呼吸困难,咳嗽,少痰。精神食欲佳,胸膈满闷,舌苔白滑,脉弦紧,面色晦暗,口渴喜饮。

既往史(药敏史):否认高血压、糖尿病病史,否认肝炎、结核及其他传染病史,否认家族性遗传病史。对青霉素过敏。

辅助检查:

胸部正侧位片示:支气管炎

辨证分析:患者主要表现为发作性喘息,呼吸困难,咳嗽少痰故可辨为喘证。患者病情反复发作2年,遇天气变化或季节交替时出现,每次发作治疗可愈,但病邪未祛,留为病根。寒痰袭肺,遇外感而引发,痰开气机阻塞,气道不畅,以致呼吸困难而喘息、气短。肺气郁闭,不得宣畅,故胸膈满闷。阴盛于内,阳气不能完达,故面色晦暗。病因于寒,因寒化热,郁热于内,故口渴喜饮。舌质暗,苔白滑,脉弦细等为寒盛之象。

诊断:

中医诊断:喘证,痰浊伏肺,肺气不宣;西医诊断:慢性喘息性支气管炎。

治法:清肺化痰平喘。

处方:麻黄石膏汤加减。

生麻黄 10 克　生石膏 20 克　大青叶 20 克　苦参 10 克
生熟地各 20　克川椒 6 克　细辛 3 克　防风 15 克
炒薏仁 30 克　射干 10 克　半夏 10 克　紫苑 15 克
炙杷叶 20 克　僵蚕 10 克　蝉衣 10 克　钩藤 10 克
珍珠母 10 克　地龙 10 克　生甘草 10 克

上方服 3 剂,水煎服,每日 1 剂。

复诊:喘息气急症减轻,咳嗽明显,痰多不利,呈泡沫状,舌质暗,苔白腻,脉弦略滑,辨证为寒痰阻肺,痰气不利,故原方中加入莱菔子 15 克、苏子 10 克、炒杏仁 10 克、厚朴 10 克,以降气化痰平喘。上方 5 剂,水煎服,每日 1 剂。

三诊:喘息,咳嗽基本消失,痰少,咯出较利。诉纳食不振,口味差,故在原方中加入内金 12 克、焦楂 20 克,去原方僵蚕、蝉衣、防风、苦参,服用 3 剂后,诸证乃平。

按语:此病案诊断为哮喘,症候诊断为:风痰壅肺,肃降失常。

此患者乃为反复发作之哮喘病,临床多见。但症候不同,病因不同,治则迥异,难以根治。

此例患者乃为素体肺肾亏损,吐纳失常,风痰内伏。此次逢感风邪外袭,首犯肺卫而发。考虑风袭肺卫,引动宿痰,搏击肺喉,呜呜作响,故方法宣祛风邪,宣肺化痰以达治喘息之目的,仿麻黄石膏汤方意,改炙麻黄为生麻黄以祛风利水化痰之功。

案例二

姓名:李某　性别:女　年龄:72 岁　初诊时间:2012-6-18

主诉:咳嗽、气喘反复发作 10 年余。

现病史:患者于 10 年前无明显诱因出现咳嗽、气喘,经西医诊断为慢性支气管炎,之后病情反复发作,予以间断治疗,效果不明。

现咳嗽气喘,心悸胸闷,气短,痰多色白,语声重浊,面色暗黄,诸症动则加重。舌红苔黄,脉细。

既往史(药敏史):否认高血压病、糖尿病等慢性疾病,否认肝炎、结核病史,有慢性支气管炎病史10年余。否认手术、外伤及输血史,否认药物及食物过敏史。

辅助检查:胸片:符合慢性支气管炎改变。

辨证分析:肺为气之主,肺被痰浊壅阻,实邪阻闭,宣发肃降失常,故可见咳嗽气喘,胸闷气短,动则加剧之证。另又因脾为生痰之源,故本证亦于脾之健运失司相关。

诊断:

中医诊断:咳嗽,痰浊壅肺,脾虚湿盛证;西医诊断:慢性支气管炎。

治法:宣肺化痰,止咳平喘。

处方:三子养亲汤和苏子降气汤加减。

紫苏子10克　葶苈子10克　莱菔子10克　白芥子5克
黄芩12克　橘红15克　茯苓12克　清半夏12克
杏仁12克　柴胡10克　紫菀10克　款冬花15克
知母10克　生姜10克　炙甘草10克　浙贝母10克

复诊:6月24日

主诉:诉服上药后咳嗽、气短、气喘较前有所缓解,偶觉心慌,纳差,眠差,大便调,小便频。舌质淡红,苔薄白,脉细缓。

处方:上方加赤芍12克、薤白12克、麻黄根15克。

按语:此病案诊断:咳嗽;症候诊断:痰浊壅肺,脾虚湿盛。痰浊壅肺,肺气不降,上为咳喘。治疗本证必先化痰或者祛痰。痰分为寒痰、热痰、风痰、燥痰等不同,当分别加用不同药物。又有肾虚、脾虚、肺虚之不同,应该有针对性治疗。

案例三

姓名:马某　性别:女　年龄:80岁　初诊时间:2014-8-18

主诉:咳喘身热时作1周。

现病史:患者1周前受凉后出现咳嗽,喘憋,气短不适,咳少量泡沫样痰,夜间不平卧,伴身热,心悸,头昏,乏力,倦怠,纳食一般,二便通畅,舌质嫩红,苔薄黄,脉浮,查:双肺呼吸音粗,双肺可闻及哮鸣音,右肺可闻及少量细湿啰音。

既往史(药敏史):患慢性支气管病史10年未愈,否认糖尿病,否认肝炎、结核及其他传染病史,否认手术、外伤及输血史,否认药物及食物过敏史。

辅助检查:血常规:未见异常,胸片示:支气管炎伴右上肺感染,心电图示:右心室肥大。

辨证分析:寒邪伏肺,遇感触发,痰升气阻,以致咳嗽喘憋,夜间不能平卧,肺气郁闭,不得宣畅,故见胸膈满闷如塞,阴盛于内,阳气不能宣达,故面色晦滞,带青,形寒肢冷,外邪引动内饮,故天冷或受寒则发。

诊断:

中医诊断:喘证,风寒邪肺;西医诊断:慢性喘息性支气管炎继发肺部感染。

治法:清热宣肺止咳。

处方:麻杏石甘汤加减。

炙麻黄10克　杏仁10克　生石膏30克　生甘草10克
白术10克　紫菀20克　厚朴10克　枇杷叶20克
大青叶30克　板蓝根30克　黄芩10克　花椒10克
生地15克　珍珠母30克　钩藤10克　细辛3克
葶苈子30克　防风10克　僵蚕10克　蝉蜕16克

上方服 4 剂。

复诊:患者身热缓解,咳嗽,喘憋症状较前明显减轻,静息状态下未感气憋不适,夜间尚可平卧,仍诉口干,口苦,心悸,纳食一般,夜间睡眠可,二便通畅。上方继服 6 剂。

按语:咳喘病多有外因,或感受外邪初得,或旧有伏饮又因新邪引动,故治疗本病应首重宣法,麻黄为首先考虑之药。麻黄多热,故用石膏、黄芩等清肺热,因感受风邪为病,故用防风、蝉蜕、僵蚕等祛风解表;病久伤津,故用生地、枇杷叶、生甘草等生津之药;用紫菀、葶苈子、杏仁等药宣肺止咳。

案例四

姓名:杨某　性别:女　年龄:35 岁　初诊时间:2013-4-30

主诉:发热、咳嗽 3 天。

现病史:患者 3 月前因感冒出现发热、咳嗽、咳痰,咳痰质黏,黄白相间,经口服及输注抗生素治疗后,发热止,咳痰减,唯咳嗽仍频,咳少量白色黏痰,动则气喘气急,甚则喘促,纳食一般,二便正常。舌嫩红,苔薄白,脉细。

既往史(药敏史):否认糖尿病,否认肝炎、结核及其他传染病史,否认手术、外伤及输血史,否认药物及食物过敏史。

辅助检查:胸片示:符合支气管改变。

辨证分析:本例即先投清宣肃降之品以宣通肺气,降气化痰。方中麻黄、杏仁、细辛、川椒皆为辛散之品,大青叶、板蓝根、茯苓清热化痰,紫菀、枇杷叶、贝母、生地黄、生石膏等甘以壮水,润肺养金;僵蚕、钩藤、珍珠母以平肝清肝、敛肺止咳,白果降气平喘,麻黄、杏仁配伍散寒止咳定喘之功相得益彰。

诊断:

中医诊断:咳嗽、风热外袭、肺经有热证;西医诊断:急性支气管炎

治法:清热化痰、宣肺止咳。

处方:清热解毒方加减。

生麻黄 10 克　生石膏 30 克 大青叶 20 克 板蓝根 30 克
葶苈 10 克　防风 10 克　羌活 10 克　川椒 6 克
细辛 3 克　紫菀 20 克　枇杷叶 20 克 炒杏仁 12 克
浙贝母 10 克 僵蚕 10 克　白果 20 克　生(熟)地黄 20 克
钩藤 12 克　珍珠母 20 克

上方服 4 剂,水煎服,每日 1 剂,分 3 次服。

复诊:4 剂后,咳嗽减轻,咳痰较利,呼吸顺畅,再投 4 剂,咳痰减少,咳嗽时作,故原方加炙米壳 10 克,4 剂而愈。

按语:能领悟老师治咳潜方用药之技能,在宣中求降,降中求发,以达上羽清,痰火祛,肺功畅。用药动静相使,宣降相得益彰。

案例五

姓名:杨某　性别:女　年龄:33 岁　初诊时间:2013-12-02

主诉:咳嗽咳痰 3 月,加重伴发热 3 天。

现病史:患者 3 月前因受凉出现恶寒、发热、咳嗽、咽痛、咳痰黄色等症,经中西药治疗后,发热、恶寒止,咽痛减轻,但咳嗽时作,咳痰不爽,量不多,伴咽痒、恶风,尤以夜间为甚,乏力,纳食不振,一直口服消炎、止咳药,并配合静滴药物治疗,效果不佳。遂来就诊,舌嫩红,苔薄黄,脉弦,细数。

既往史(药敏史):否认糖尿病,否认肝炎、结核及其他传染病史,否认手术、外伤及输血史,否认药物及食物过敏史。

辅助检查:胸部正侧位片示:符合支气管炎改变。

辨证分析:本例患者因外感风热之邪,侵及肺卫,致经气不利,

气机升降失常，肺失宣降，发为咳嗽，咳嗽日久不愈，气机瘀滞，肝气拂郁，土气壅滞，影响肝气疏泄及脾胃运化功能。气机失常，当升不升，当降不降，从而表现为咳嗽、咳痰、纳差、乏力等症。故方中用生麻黄、羌活、独活、防风、蝉衣、双花等轻清宣散之品祛风以解表，生石膏、大青叶、板蓝根、黄芩、野菊花、地丁、僵蚕等甘寒苦味之药以清上焦肺胃热毒，川椒、细辛以辛散透阳，防其伤阳；钩藤、珍珠母平肝祛风止痉以解除其气管痉挛；杏仁、枇杷叶、紫菀宣肺止咳化痰，纳气，焦山楂清食导滞以开胃气。全方融清热解毒，疏风解表，宣肺止咳，化痰平喘，平肝止痉于一出户。对于上焦风火，热毒所致咳嗽，气喘、鼻渊、头痛、牙痛、口舌生疮等所致病症均有较好疗效。

中医诊断：咳嗽（风热犯肺）；西医诊断：急性支气管炎。

治法：清热解毒，疏风宣肺

处方：

生麻黄 10 克　生石膏 30 克　大青叶 20 克　板蓝根 30 克
川楝子 6 克　细辛 3 克　黄芩 12 克　羌独活各 10 克
防风 10 克　野菊花 20 克　地丁 20 克　双花 20 克
蝉衣 10 克　僵蚕 10 克　钩藤 20 克　珍珠母 30 克
枇杷叶 20 克　紫菀 20 克　炒杏仁 10 克　白果 10 克
生熟地黄各 20 克

上方服 4 剂，水煎服，每日 1 剂。

复诊：咳嗽明显减轻，咳痰已利，易咳出，夜寐尚安，纳食一般，舌嫩红，苔薄，脉细。继以前方，加焦山楂 30 克以开胃化滞。

三诊：咳嗽偶作，精神食欲好转，大便略稀，舌嫩，红苔薄，脉弦细，遂告痊愈。

按语：本月跟师上门诊及临床，经跟师学习及交流总结，基本上掌握了治疗咳嗽之“立体辨证”法。从五行学说认识病机，以“清解火毒"为大法治疗咳嗽的临床经验。

案例六

姓名:朱某　性别:女　年龄:25岁　初诊时间:2012-10-13

主诉:咳嗽时作4月。

现病史:患者4月前出现咳嗽,以干咳为主,夜间明显,咳少量黄痰,易咳,口干,纳食一般,夜间睡眠差,大便偏干,2日一行,小便通畅,舌质嫩红,少津,苔薄黄,脉细弦,患者于当地医院静滴抗炎化痰药物,症状改善不明显,且咳嗽断续发作,咳嗽剧烈时伴呕吐,头痛。

既往史(药敏史):否认糖尿病,否认肝炎、结核及其他传染病史,否认手术、外伤及输血史,否认药物及食物过敏史。

辅助检查:胸片:双下肺纹理增粗紊乱。

辨证分析:风燥伤肺,肺失清润,故见干咳,燥热灼津,则口鼻干燥,肺与大肠相表里,肺燥津伤,津液不能下润于大肠,大肠传导功能失职,腑气不通而致腹胀便秘。

中医诊断:咳嗽、燥邪犯肺;西医诊断:季节性咳嗽。

治法:清热宣肺止咳。

处方:

炙麻黄10克	杏仁10克	生石膏30克	生甘草10克
白果10克	枇杷叶20克	紫菀20克	厚朴10克
大青叶30克	板蓝根30克	黄芩10克	花椒10克
生地15克	珍珠母30克	钩藤10克	细辛3克
葶苈子30克	防风10克	僵蚕10克	蝉蜕6克

上方服5剂。

复诊:患者服上药后口干缓解,咳嗽症状较前明显减轻,痰液明显减少,纳食一般,夜间睡眠转佳,二便通畅,舌质嫩红,苔薄黄,脉细弦,上方减生地,继服5剂。

心得体会:咳嗽为燥邪伤肺,肺失清润,治宜清肺泄热利水平喘,炙麻黄、生石膏、大青叶、板蓝根、黄芩、花椒、葶苈子、厚朴清肺泄热利水平喘,杏仁、白果、枇杷叶、紫菀止咳化痰,细辛、羌活散风寒、宣湿痹,僵蚕、蝉蜕、防风祛风止痒,生地养阴生津,珍珠母、钩藤重镇安神。

按语:风邪犯肺,肺失之降,痰邪内壅,郁久化热,上犯于肺,久而不愈,老师开宣肺气,祛风化痰之方药,因势利导,邪散痰化,故诸证皆除,肺之发之功得以畅行。

案例七

患者姓名:陈某　性别:女　年龄:46岁　初诊时间:2013-4-8

主诉:咳嗽、咳痰反复发作4月余。

现病史:患者诉近4月咳嗽,咳痰反复发作,经多处治疗未见明显效果,迁延不愈。咳嗽以晨起明显,咳少量黄色黏痰,咳吐不利,伴咽痒不适,咳嗽发作时面赤身热,口干,时有恶心,无呕吐。纳食差,夜寐尚安,大便偏干,2日一行,小便黄。舌暗红,苔薄黄燥,脉细弦。

胸部正侧位拍片:未见异常。

辨证分析:患者以“咳嗽咳痰反复发作4月余”为主诉就诊,属于中医范畴之“咳嗽”。患者4个月前因受外邪侵袭,肺失宣降,因而发生咳嗽。外邪入里化热,灼烧肺津而见咳嗽,咳黄痰,咳吐不利,风淫上扰咽喉而见咽痒,脾胃气虚,胃气不和,而见纳呆食少;热灼津液,肠道津少,故大便干结;舌暗红,苔薄黄燥,脉细弦皆为风热痰热之征象。

中医诊断:咳嗽,痰热郁肺。

治法:清热宣肺止咳法。

方药:

麻黄 10 克	生石膏 30 克	葶苈子 30 克	枇杷叶 20 克
紫菀 20 克	大青叶 30 克	板蓝根 30	黄芩 10 克
防风 10 克	羌活 10 克	白芷 12 克	生熟地各 20 克
细辛 3 克	僵蚕 10 克	蝉蜕 6 克	厚朴 10 克
甘草 12 克	焦山楂 30 克	炒杏仁 10 克	

上方服 4 剂,凉水煎,取汁 500 毫升,分早、中、晚 3 次饭后半小时温服。

复诊:2013 年 4 月 12 日,患者诉服药后咳嗽明显缓解,咳痰爽快,痰量减少,无咽干咽痒,纳食增加,大便通畅,每日一行。以原方再与 4 剂。

1 个月后电话随访,患者服完药后咳嗽痊愈,未再发作。

按语:现代医学认为咳嗽是一种保护性反射反应,咳嗽病位在肺,肺气上逆是其根本原因。风为六淫之首,风邪袭肺,导致肺失宣降,肺气上逆而致咳嗽,气有余便是火,火灼津液,津聚成痰,痰气交阻于咽喉,气、风、火、痰四者互相搏结,相互为病,故病情迁延反复发作,杨学信老师以清热宣肺止咳法治之,方中麻杏石甘汤解表与清肺并用,宣肺与降气结合,防风、羌活、白芷、细辛、僵蚕、蝉蜕用以疏散风邪,黄芩、大青叶、板蓝根清泄肺热,葶苈子、枇杷叶、紫菀降气化痰,生地、熟地顾护肺肾之阴。杨学信老师认为风邪犯肺,肺失宣降,痰邪内蕴,郁久化热,上犯咽肺,久而不愈,治以祛风化痰,开利肺咽之清热宣肺,化痰止咳之方药,因势利导,邪散痰化故诸证悉除,肺宣发之功得以畅行。

案例八

患者姓名:杨某 性别:女 年龄:52岁 初诊时间:2013-4-9

主诉:咳嗽、咳痰反复发作1月余。

现病史:患者诉1个月前感冒后进而出现咳嗽,咳吐少量白色黏痰,经治疗(具体用药不详)后效果不明显,咳嗽,咳痰反复发作,咳痰不利,伴咽痒不适,纳食差,夜寐尚安,大便偏干,2日一行,小便黄。舌暗红,苔薄黄,脉细弦略浮。

胸部正侧位拍片:未见异常。

辨证分析:患者以"咳嗽咳痰反复发作1月余"为主诉就诊,属于中医范畴之"咳嗽"。患者一月前因受外邪侵袭,肺失宣降,因而发生咳嗽。外邪入里化热,灼烧肺津而见痰黏咳吐不利,风淫上扰咽喉而见咽痒,脾胃气虚,胃气不和,而见纳呆食少;热灼津液,肠道津少,故大便干结;舌暗红,苔薄黄燥,脉细弦略浮皆为风邪犯肺,肺失宣降之征象。

中医诊断:咳嗽,肺失宣降。

治法:清热宣肺止咳法。

处方:

麻黄10克 生石膏30克 僵蚕10克 蝉蜕6克
枇杷叶20克 紫菀20克 大青叶30克 板蓝根30克
黄芩10克 防风10克 羌活10克 熟地20克
花椒6克 厚朴10克 钩藤(后下)10克
珍珠母(先煎)30克 杏仁10克 甘草12克

上方服4剂,凉水煎,取汁500毫升,分早晚两次饭后半小时温服。

复诊:2013年4月14日,患者诉服药后咳嗽明显缓解,咳痰爽快,痰量减少,无咽干咽痒,纳食增加,大便通畅,每日一行。以原方再予4剂。

按语:《皇帝内经·素问·至真要大论》有言“诸气膹郁,皆属于肺”,风性轻扬,善行而数变,四时均可致病,故有“风为百病之长”之说,肺为娇脏,不耐寒热,肺开窍于鼻,外合皮毛,感受外邪,首先犯肺,若肺气为邪壅闭,宣降不利常表现为咳嗽,外感咳嗽以宣肺散邪为主,忌敛涩留邪,肺气宣畅,咳嗽自止,杨学信老师常选蝉蜕、僵蚕、防风、羌活祛风散邪。方中钩藤、珍珠母配合使用具有可待因的作用,具有强大而迅速的止咳作用,杨学信老师每遇此病证常以此方临证加减而获良效。

肾病

案例 1

姓名:李某　性别:女　年龄:43 岁　初诊时间:2003-8-10

主诉:患者有慢性胃炎病史。

现病史:反复出现浮肿、蛋白尿,曾在某院治疗,服用激素后水肿消退,但蛋白尿持续在(++---++)之间,遂求诊于中医,患者平素体质较差,易反复感冒,神疲乏力,腰痛膝酸软,舌淡,苔薄白,脉沉弱。尿常规检查,蛋白(++)WBc(+).

治法:杨学信老师辨为脾肾两虚,精微下漏,用清心莲子饮加减。

处方:党参、黄芪、茯苓、地骨皮、麦冬、车前子、柴胡、黄芩、石莲子、丹参、煅龙骨、煅牡蛎、女贞子、益母草、菟丝子、金樱子、覆盆子、山药、枸杞子、芡实、海蛸。

黄芪不仅能利尿,扶正驱邪,还能促进增强免疫功能,现代研究黄芪有刺激干扰素系统和调节机体免疫反应的作用,可调节机体的体液免疫,特别是使血清、IgA 低下者恢复正常,同时调节机体的细胞免疫,促进淋巴细胞功能的恢复,延长细胞体外的存活时间。海蛸、芡实有收敛固涩的作用,车前子、薏仁、茯苓清热化湿,健脾利湿,使湿无所生,浊从下泄,防止病情发展,益母草、丹参活血化瘀,且能改善肾血流量,杜仲用于补肾。上方每日一剂水煎服 20 天后复查尿蛋白(+),上方连服月余连查 3 次尿蛋白均阴性。通过杨学信老师治疗痛证的经验,有理由相信以中医理论为指导,用中药治疗痛证是行之有效的方法,需要我们继续发扬和有所创新。

水肿病

案例一

姓名:胡某　性别:女　年龄:40 岁　初诊时间:2011-2-28

主诉:确诊为肾病综合征半年,伴双下肢肿胀 1 个月。

现病史:患者自诉半年前因“感冒”后出现腰部酸痛,就诊于平罗县医院,行尿常规检查示:尿蛋白(+++)、隐血(+)、血脂分析:甘油三酯 3.26mmol/L、血压 130/80mmHg,在当地医院确诊为肾病综合征,给与激素 60 毫克口服,尿蛋白逐渐转阴,现为巩固疗效,缓解倦怠,乏力,双下肢浮肿来我门诊,行口服汤药治疗。体格检查:舌质黄,苔白腻,脉细弦。

既往史:否认冠心病、糖尿病、高血压病史,否认肝炎、结核及其他传染病史,否认手术、外伤、输血史。否认药物、食物过敏。

辅助检查:尿常规阴性。

中医诊断:肾浊。

症候诊断:脾肾两虚,浊毒内蕴。

西医诊断:肾病综合征。

治法:气阴双补,益气健脾补肾,解毒化浊,自拟消蛋方。

处方:

双花 30 克	生栀子 12 克	黄柏 6 克	元胡 20 克
生黄芪 30 克	黄精 30 克	桃核 30 克	山萸肉 30 克
赤白芍各 15 克	丹皮 20 克	丹参 30 克	坤草 12 克
生熟地 30 克	芡实 30 克	焦楂 30 克	大黄 6 克
泽泻 20 克	茯苓 20 克		

复诊:2011 年 3 月 5 日,服前方 6 剂后,下肢浮肿渐消退,但饥饿感仍较甚,有时难以自制,周身困乏感仍不解,舌质淡红,苔薄黄,脉细弦。辨证为脾肾阴阳俱虚,湿毒贮留,虚实夹杂,以虚为主。临床则表现为周身困乏,长期服用激素类药物,治疗以阴阳双补为主,解毒治血泄浊为辅,方中加入鹿角胶 20 克、寄生 30 克以补肾之阴阳,加入防风,泻下焦热,以去除湿通经之效。

三诊:2011 年 3 月 1 日,患者疗程中周身困乏感缓解,但小便较浑,尿蛋白示:OB(-)、pro(-),考虑为湿热下注,故去原方大黄、知母、生栀子,加白茅根 30 克。

按语:此病案患者系风水之余毒未清,脾肾气化不利之疾患,又加用燥热之药物伤津邪滞,故临证时治之风邪得以清解外出脾肾气化得以助。常用清热散邪,补脾肾之验方“消蛋汤”化裁治疗均可取得满意疗效。但此类患者要重视新发与变证之辨证要点,随证变化治则与方首,才能取得良效。

案例二

姓名:马某　性别:女　年龄:40 岁　初诊时间:2011-08-29

主诉:双下肢浮肿 2 月余。

现病史:患者于 2 月前开始出现周身浮肿,乏力,尿少,腰部疼痛,在当地医院查尿常规示:蛋白(++),红细胞(+),诊断为“肾小球肾炎”,给予双克口服,效果不佳,现服强的松 55 毫克,浮肿仍未消。

现症见:双下肢浮肿,周身困乏不适,腰酸。舌嫩红,苔薄黄,脉细弦。

既往史:否认高血压病,冠心病,糖尿病史,否认肝炎、结核及其他传染病史,否认手术,外伤及输血史。否认药物食物过敏史。

辅助检查:尿液分析示:白细胞(-)、红细胞(+)、OB(-)、pro2+,(平罗县医院,2011年8月29日)。

中医诊断:水肿。

症候诊断:肝肾亏虚,热毒瘀阻。

西医诊断:慢性肾小球肾炎。

治法:清热解毒,益肾化瘀法。

处方:

柴胡15克	升麻10克	双花20克	板蓝根20克
炒杜仲12克	炒白芍20克	芡实30克	生熟地各20克
山萸肉30克	全虫1克	金樱子30克	益智仁15克
栀子15克	丹皮30克	红花10克	焦楂30克
黄芪30克	黄精30克	寄生30克	赤芍20克

复诊:2011年9月3日,患者服用后双下肢浮肿渐消,复查尿液分析示:白细胞、红细胞(+),OB(-),pro2(-)。自觉头晕,头昏,双目发花,故在原方中加入草决明30克,以清肝明目之用。再服5剂,患者头晕、头昏、双眼发花症减。

按语:此患者系水肿之难治之病症。患者急性发病为风水之病症。未能得到有效治疗,缠绵两个月仍有双下肢浮肿,尿常规反复检查蛋白难以消失,此乃上焦余毒未清,下焦、中焦运化,气化不足,精关失固,故以清热解毒,补肾健脾化瘀之经验方"消蛋汤"化裁以用上焦清,中下焦脾肾温化精气得复,故法症悉除。

案例三

姓名:李某　性别:女　年龄:51 岁　初诊时间:2013-06-03

主诉:双下肢肿 3 个月,加重 1 周。

现病史: 患者于两个月前无明显诱因发现自己双下肢浮肿,但未治疗,近来浮肿逐渐加重,伴有疲乏,患者全身瘙痒伴有抓痕,每于病发时自服抗过敏药物可缓解症状,饮食尚可,二便正常,睡眠可,舌红苔薄白,脉弦。

既往史(药敏史):否认糖尿病、肝炎、结核病史,有高血压病 10 年, 血压波动为 150mmHg ~ 140mmHg/95mmHg ~ 85mmHg。否认手术、外伤及输血史,否认药物及食物过敏史。

辅助检查:心电图:窦性心律,非特异性 ST 段抬高。

辨证分析:患者平素情绪急躁易怒,长期忧郁恼怒,气郁化火,使肝阴暗耗,风阳升动,上扰清空,发为眩晕;又患者肾阴素亏,肝失所养,以致肝阴不足,肝阳上亢,亦发为眩晕。肝阳上亢,上冒清空,劳则伤肾,怒则伤肝,均可使肝阳更盛,故头晕加甚。肝旺则急躁易怒,肝火扰动心神,故少寐多梦。肾阴亏虚,膀胱气化不利,故小便量多,舌质暗红,苔黄腻,脉沉滑,皆是肝阳上亢之征。故辨为肝阳上亢、络脉阻滞之证。

诊断:

中医诊断:水肿,气不化水,水湿内停证;西医诊断:浮肿待查。

治法:补气利水消肿。

处方:防已黄芪汤合五苓散加减。

防 已 12 克　生黄芪 30 克　泽 泻 30 克　茯 苓 12 克
猪 苓 12 克　桂 枝 12 克　白术 30 克　滑 石 10 克
怀牛膝 15 克　苍 术 20 克　生薏米 15 克　冬瓜皮 12 克
车前草 30 克　黄 柏 12 克　生甘草 10 克

复诊:6 月 10 日

主诉:诉服药后双下肢浮肿已不明显,精神好转。现微有浮肿。舌暗红,苔薄白,脉细缓。

处方:上方加生黄芪 30 克、仙鹤草 30 克、五倍子 15 克。

按语:此病案诊断:水肿;症候诊断:此患者年老体虚,诸脏亏损,尤以精血亏损,诸脏失濡,虚火内生为主要病症特点。凡遇此类精血亏损,内诸脏失濡,脏燥烦扰之症候,患者均可辨证应用栀子豉汤合半夏粳米汤为之。据个体体质与兼证辨证加用滋阴润肠,化浊利肠,健脾运肠,苦寒泻下调升降等药物。

案例四

姓名:王某　性别:男　年龄:13 岁　初诊时间:2013-07-11

主诉:双眼睑浮肿时作 2 年半。

现病史:患者 2011 年元月无明显诱因出现双眼睑浮肿,休息后无缓解,患者于呼和浩特市人民医院就诊,查尿常规示:蛋白偏高,诊断为“肾病综合征”。给予对症治疗后尿蛋白消失,出院后患者长期口服激素治疗 10 月,1 月前患者又出现双眼睑浮肿,于当地医院测尿蛋白 ++ ~ +++。故来我院,要求中医治疗,今查尿常规示:尿蛋白 ++。双下颌可触及约 1 厘米大小淋巴结,伴乏力,舌嫩红,苔薄少,脉细弱。

既往史(药敏史):否认糖尿病,否认肝炎、结核及其他传染病史,否认手术、外伤及输血史,否认药物及食物过敏史。

辅助检查:尿常规示:蛋白 ++,酮体 +-。

辨证分析:患者素体亏虚,感受风湿邪,则外郁肌表,内困脾土,进而流注下焦,壅滞肾脉,致脾胃亏损,封藏失职,故见全身浮肿,以双眼睑为重,此病病程较长,反复发作,经久不愈,耗气伤血,故见乏力。

诊断:中医诊断:水肿。

症候分型:风水泛滥。

西医诊断:肾病综合征。

治法:清热解毒化瘀。

处方:消蛋汤加减。

金银花 20 克　板蓝根 15 克　柴胡 6 克　黄柏 6 克
山萸肉 40 克　黄芪 30 克　太子参 30 克　焦山楂 30 克
炒山药 10 克　生地黄 10 克　芡实 10 克　鹿角霜 10 克
白芍 10 克　升麻 6 克　薏仁 30 克　丹参 10 克
桂枝 10 克　炙甘草 9 克　鸡内金 10 克　桑寄生 15 克
车前草 10 克

上方服 6 剂,每 日 1 剂,水煎服,分 3 次温服。

复诊:2013 年 6 月 14 日,双眼睑浮肿,以晨起明显,余无不适,纳食差,睡眠可,小便泡沫,大便通畅。舌质嫩红,苔薄黄,脉细弦。尿常规:蛋白 ++,血常规:WBC7.15 × 10^9/L、L35.8%、N49.5%、24 小时尿蛋白定量:2.08 克 /24 小时。患者服药后,浮肿减轻,肾虚不固治宜原方加金樱子 20 克 、泽泻 10 克、车前子 20 克,黄芪加至 40 克以益气利水,涩精止泻。

三诊:2013 年 6 月 24 日诸症同前,尿常规:蛋白 ++,舌质嫩红,苔薄黄,脉细弦。前方加水牛角 10 克,黄芪加至 60 克,去车前子以增强补气固表,利尿脱毒凉血之功,继服 20 剂。复查尿常规:正常。效不更方,又服 15 剂痊愈。

按语:难治性肾病综合征之蛋白尿的治疗为中西医治疗难关,临床常用解毒化瘀,补肾固摄法拟消蛋汤治疗每获良效。方中有标本兼治,治防相合之急。方中金银花、板蓝根、柴胡、升麻之品及时预防和治疗从口鼻入壅之关键。故为主要。升麻、柴胡、黄芪、山萸肉、鹿角霜为升固肾气与固摄精微。

案例五

姓名:黄某　性别:男　年龄:26 岁　初诊时间:2014-05-11

主诉:颜面,双下肢浮肿时作 5 年余,加重 3 天。

现病史:患者 5 年前因感冒出现眼睑及双下肢浮肿,继则出现大量腹水、尿少,在武汉军区医院诊断为肾病综合征,予激素等治疗后好转,后上症每因感冒或劳累后即发;间断激素治疗,病情时轻时重,3 天前因受凉上症再发,双眼睑及上下肢浮肿明显,伴腹胀,尿少,尿呈泡沫样,无发热、咳嗽,无腰痛、尿频、尿急、尿痛等症。经查,T:36.6℃,BP:100/75mmHg,双眼睑浮肿,咽略充血,双肺呼吸音清,无啰音,双下肢凹陷性水肿,舌淡,苔薄白,脉细。尿常规:PRO: + 3,镜检:白细胞偶见,颗粒管型偶见。血常规:TP43.98/L、ALB214g/L、CHO9.07mmol/L、TG1.72mmo1/L;免疫全套:C3:0.79mg/dL、LgG:5.25g/L、LgM59g/L、C 反应蛋白:正常。

既往史(药敏史):否认糖尿病,否认肝炎、结核及其他传染病史,否认手术、外伤及输血史,否认药物及食物过敏史。

辨证分析:水不自行,赖气以动,水肿一证,是全身气化功能障碍的一种表现。具体而言,水肿发生的基本病理变化为肺失通调、脾失传输、肾失开阖、三焦气化不利。甚病位在肺、脾、肾,而关键在肾。病理因素为风邪、水湿、疮毒、瘀血。肺主一身之气,有主治节,通调水道,下输膀胱的作用。风邪犯肺,肺气失于宣畅,不能通调水道,风水相搏,发为水肿。脾主运化,有布散水津的功能。外感之湿,脾阳被困,或饮食劳倦等损及脾气,造成脾失转输,水湿内停,乃成水肿。肾主水,水液的输化有赖于肾阳的蒸化,开阖作用。久病劳欲,损及肾脏,则肾失蒸化,开阖不利,水液泛滥肌肤,则为水肿。诚如《景岳全书·肿胀篇》指出“凡水肿等症,乃脾,肺,肾三脏相干之病。盖水为至阴,故基本在肾;水化于气,故其标在肺;水难畏土,故其制在脾。今肺虚则气不化精而化水,脾虚则土不制水而反克;肾虚则水无所主而妄行。”

诊断:

中医诊断:水肿,风水相搏;西医诊断:肾病综合征。

治法:疏风清热,利湿消肿。

处方:

生麻黄 10 克	连翘 15 克	赤小豆 30 克	生甘草 10 克
猪苓 15 克	茯苓 15 克	白茅根 20 克	生石膏 30 克
生地黄 20 克	桂枝 10 克	熟地黄 20 克	生黄芪 30 克
防风 10 克	荆芥 10 克	大腹皮 10 克	紫苏 10 克
车前子(包)15 克			

上方服 6 剂,水煎服,每日 1 剂。

患者浮肿明显减轻,无腹胀,纳可,尿中泡沫不明显,化验:尿常规:PRO + 1,改投清热益气补肾之剂:

黄芪 30 克	太子参 30 克	黄精 30 克	柴胡 15 克
升麻 10 克	知母 10 克	黄柏 10 克	山茱萸 30 克
芡实 30 克	炒山药 15 克	金樱子 30 克	炒薏仁 30 克
白芍 30 克	煅龙骨 30 克	煅牡蛎 30 克	焦山楂 30 克
丹参 30 克	生栀子 15 克	生地黄 15 克	金银花 20 克

上方服 12 剂,水煎服,每日 1 剂。

患者诸症明显好转,尿常规:pro(-),前方加汉防己 10 克、狗脊 10 克,以补肾祛湿,连续复查尿常规:pro(-),病愈出院。

按语:基本了解了杨学信老师的“解毒益肾化瘀法”治疗以及“难

治性肾病综合征”的学术思想及用药风格，临证需据症候而变化用之。

案例六

姓名：李某　性别：男　年龄：37岁　初诊时间：2014-07-09

主诉：水肿时作9年，加重1周。

现病史：患者2005年无明显诱因出现双下肢水肿，于当地医院诊为“肾炎”，经治好转（具体不详），之后患者水肿症状偶有发作，症状不重，经治疗后好转（具体不详），1周前患者受凉后自感双下肢水肿较前加重，伴腹胀，纳食一般，小便量少，大便稀溏，肠鸣声亢进，大便日行4～5次，患者于当地医院住院治疗10天，症状无缓解，故来我院门诊，查诸症同前，舌质暗红，苔薄黄，脉沉细。

既往史（药敏史）：既往体健，否认糖尿病，否认肝炎、结核及其他传染病史，否认手术、外伤及输血史，否认药物及食物过敏史。

辅助检查：尿常规：尿蛋白（+++）（2014年7月15日，本院）

辨证分析：机体感受水湿之邪浸渍肌肤，壅滞不行，以致肢体浮肿，水湿内聚，三焦决渎失司，膀胱气化失常，则小便短少，脾为湿困，阳气不得舒展，故身重神疲，腹胀，纳呆，湿邪郁久化热，故有邪风发热之象，舌质暗红，苔薄黄，脉沉细为水湿浸渍入里化热所致。

诊断：

中医诊断：水肿。

症候诊断：水湿浸渍，入里化热。

西医诊断：慢性肾炎急性发作。

治法：清热解毒，化瘀通络。

处方：消蛋汤加减

金银花30克　板蓝根10克　柴胡10克　升麻10克
太子参30克　黄芪60克　山萸肉60克　芡实10克

白芍 30 克　炒薏仁 30 克　炒山药 20 克　煅瓦楞 30 克
熟地 30 克　汉防己 10 克　黄柏 10 克　金樱子 30 克
焦山楂 30 克 桑寄生 30 克　生甘草 12 克

上方服 6 剂。

复诊:患者水肿较前减轻,自感乏力,倦怠,腰部酸困不适,汗多,纳食一般,食后自感腹胀,胃脘部顶胀感,小便余沥不尽,大便通畅,舌质暗,苔薄黄,脉细弦,患者肾虚不能气化,故致小便余沥不尽,上方加鹿角霜 20 克、瞿麦 20 克、茯苓 20 克以补肾利水通淋。

三诊:患者水肿缓解,乏力倦怠减,仍诉腰部酸困不适,汗多,纳食一般,食后无腹胀,二便通畅,舌质暗红,苔薄黄,患者经治疗后诸证减轻,治疗继服 7 剂。

按语:清热解毒法是治疗急性肾炎的大法,因为急性肾炎病因是由肺胃热盛,外感风热湿毒引起,如咽炎、扁桃腺炎、下肢化脓性感染等,循经入肾而病,过去治疗肾炎多单从"水肿"角度考虑,经过多年的临床实践,老师认识到热毒为主要的致病病因,故在清热解毒的基础上辅以利湿消肿,活血化瘀,凉血止血之品。

案例七

姓名:贝某　性别:女　年龄:42 岁　初诊时间:2012-09-19

主诉:全身浮肿时作 1 月

现病史:患者 1 月前无明显诱因出现眼睑、双下肢浮肿,继则全身浮肿,夜间明显,小便量多,夜行 2~3 次,纳食一般,下午 4~5 点左右饥饿感明显,大便干,2 日一行,舌质暗红,苔黄燥,脉细弦,患者口服利尿剂,水肿减轻,停药后反复加重,综观舌脉考虑为肾阳虚,无以温煦气化水液导致水肿,加之胃热治以清热健脾为主,佐以利水。

既往史(药敏史):否认糖尿病,否认肝炎、结核及其他传染病史，否认手术、外伤及输血史，否认药物及食物过敏史。

辨证分析：肾阳虚不能化气利水，遂使膀胱气化失常，不能气化行水，开合不利，水液内停，形成水肿，夜间阳消阴长，故夜间水肿明显，长期过食肥甘厚味导致胃火炽盛，故多食易饥，胃津不足，大肠失其濡润，故大便干燥。

诊断：

中医诊断：水肿。

诊断分型：肾阳虚并胃热（土乘水）。

西医诊断：水肿。

治法：清热健脾。

太子参 30 克　黄芪 30 克　苍术 15 克　内金 12 克
枳壳 15 克　莪术 15 克　木香 10 克　青陈皮各 15 克
黄连 10 克　丹参 30 克　焦山楂 30 克　皂角刺 10 克
海螵蛸 30 克　茯苓 20 克　川芎 20 克　王不留行 30 克
赤芍 20 克　车前子（包煎）20 克

上方服 5 剂。

复诊：患者双眼睑浮肿消失，双下肢浮肿较前减轻，纳食一般，睡眠可，大便偏干，2 日一行，小便通畅，舌质嫩红，苔黄，脉弦，上方加厚朴 10 克、莱菔子 15 克、炒槟榔 10 克，继服 5 剂。

按语：此病案老师以健脾利水法则以获良效，脾主运化，升达阳气，脾失运化，水湿之邪郁结皮肤为显水肿外象，故健脾胃，利水湿以使阳气外达，即通阳不在温在于利小便，水通则阳气行也。

案例八

姓名：李某　性别：男　年龄：36 岁　初诊日期：2014-07-25

主诉：双下肢及颜面部水肿时作 9 年加重 1 周。

现病史：患者自诉2005年无明显诱因突然出现双下肢及颜面水肿，在当地医院诊断为“肾炎”，经治疗后好转，去年因感冒水肿复作，且较前加重，经治疗后好转，1周前不慎受凉后自感双下肢水肿较前加重，伴脘腹胀满，纳食欠佳，大便不干，肠鸣时作，日行大便4～5次，舌暗红，苔薄黄燥，脉细弦。

既往体健，否认糖尿病、冠心病等病史。否认药物及食物过敏史。

辅助检查：尿液分析：尿蛋白(+++)，本院。

辨证分析：患者以“双下肢及颜面部水肿”为主诉就诊，故可辨为“水肿”，肺主气，为水之上源，通调水道，散布精微，因感受外邪侵袭，风水相博，肺气壅塞失去宣肃功能而出现水肿，患者素体虚弱，易感外邪，肺卫为病，累及脾胃，而出现脾失健运，水谷不归正化，水湿内停，泛溢肌肤，肾气不足则开合不利，水液代谢障碍则出现小便异常和水肿，脾气下陷肾气不固，开运封藏失职则水谷精液随尿外泄，舌暗红，苔薄黄燥，脉细弦均为脾肾两虚、毒瘀内蕴之征象。

诊断：中医诊断：水肿(脾肾两虚、毒瘀内蕴)。

西医诊断：慢性肾炎。

治法：清热解毒、化瘀通络法。

处方：消蛋汤加减。

金银花30克　板蓝根30克　柴胡10克　升麻10克
太子参30克　黄芪60克　山茱萸60克　芡实30克
炒白芍30克　炒薏仁30克　炒山药20克　煅瓦楞30克
熟地黄30克　汉防己10克　黄柏10克　金樱子30克
桑寄生30克　焦山楂30克　生甘草12克

上方服8剂，凉水煎，取汁500毫升，分早、中、晚3次饭后半小时温服。

二诊：2014年8月1日，患者诉水肿较前明显好转，乏力、倦怠，腰酸不适，汗多，纳食一般，食后感脘腹胀满，小便余沥不尽，大便畅，舌暗红，苔薄少，脉细弦，今晨于我院复查尿液分析示各项正常。在首诊方基础上加鹿角霜 20 克、瞿麦 20 克、茯苓 20 克，再予 7 剂，以加大补肾助阳，利水通淋之力。

按语：此案属“水肿”之病证，水肿的发生与肺、脾、肾三脏及三焦的水液代谢有关，外感风、寒、湿邪为本病的诱因，内外合邪，疾病乃生。蛋白是人体的精微物质，由脾化生，由肾封藏，脾虚则不能升清，水谷下流，精微下注，肾虚则封藏失司，不能固涩，精微下注。因此，尿蛋白的出现乃为脾虚下陷，肾气不固所致。杨学信老师认为治疗本病关键在于清热解毒、补益脾肾之法的运用，采用西医辨病与中医辨证相结合，自拟“消蛋汤”，兼顾外邪、本虚，故临床常取得良好疗效。杨学信老师认为此病案乃“水肿”之病症，缠绵复作属疑难病症。此患者复染风邪，误治使热毒之邪内盛，致使气血失和，肾气失固，故治疗宜清热解毒，益肾化瘀为大法，给予“消蛋汤”治疗取得良效。

失眠

案例一

姓名：吴某　性别：女　年龄：63 岁　初诊时间：2011-10-25

主诉：失眠 2 年余，加重伴心悸 1 个月。

现病史：患者诉入睡困难 2 年，自行服用安眠药可睡 1 小时，近 1 个月，上述症状加重，基本为彻夜不眠，伴心悸不适，急则汗出。疲乏无力，梦多，口干，眩晕不舒。纳食无味，双下肢沉重酸困感，二便尚调。

既往史：否认冠心病、糖尿病、高血压病史，否认肝炎、结核及其他传染病史，否认手术、外伤、输血史。

过敏史:否认药物、食物过敏。

体格检查:舌质嫩红,苔薄黄,脉细弦。

辅助检查:心电图示:窦性心律,电轴不偏,无明显 ST 段改变。

中医诊断:不寐。

症候诊断:心肾不交,痰热扰心。

西医诊断:顽固性失眠。

治法:养阴益肾,清热化痰。

处方:

栀子 10 克	豆豉 10 克	远志 15 克	生地 15 克
当归 12 克	泽泻 20 克	山萸肉 30 克	二冬花 10 克
柴胡 15 克	炒白芍 15 克	元胡 12 克	甘草 15 克
焦桂 30 克	生薏仁 30 克	葛根 30 克	炒杜仲 12 克
木瓜 20 克			

复诊:2011 年 10 月 31 日，患者睡眠好转，可达 3~4 小时,心烦,心悸不适缓解,口干稍解,纳食改善,二便正常。病程中诉耳鸣,舌质嫩红,苔薄黄,脉细弦。在原方中加石菖蒲 10 克、磁石 30 克,以豁痰开窍重镇安神治耳鸣。

按语:此病案患者系心系病之不寐病症。中医原认为阳入阴则寐安,此患者年过半百,阴血亏损,不能制阳,虚火上扰心神。治以滋阴除烦之栀子豉汤合六味地黄丸加裁,以养阴益肾,清热安神。故治病一定要注重审视病机,发掘继承古之医法各方面用之。

案例二

姓名:王某　性别:女　年龄:52 岁　初诊时间:2013-01-07

主诉:失眠多梦半年,加重 10 日。

现病史:患者 1 年前无明显诱因出现失眠,不易入睡,时有彻夜不眠，多梦，伴头晕，头痛，耳鸣，乏力。纳可，胸闷痰多，心烦易怒，口苦，大便干，排便困难，3～4日一行，小便调。舌质暗红，苔黄腻，脉滑数。

既往史（药敏史）：否认糖尿病、肝炎、结核病史，否认手术、外伤及输血史，否认药物及食物过敏史。

辅助检查：无。

辨证分析：正常睡眠依赖于脏腑之间的调和，气血充足，心神安宁，心血得静，卫阳入阴。患者因饮食不节，脾胃受损，宿食停滞，酿为痰热，上扰心神故见心烦不寐；痰热瘀阻，气机不畅，胃失和降，故见纳少，胸闷；痰热上扰清窍故见头昏。邪热伤津则大便干燥。舌质暗红，苔黄腻，脉滑数均为痰热之象。

诊断：

中医诊断：不寐，痰热内扰证；西医诊断：失眠。

治法：清热化痰，和中安神。

处方：温胆汤合酸枣仁汤加减。

姜半夏10克	陈皮15克	茯神15克	竹茹10克
枳壳12克	酸枣仁30克	柏子仁15克	知母12克
川芎12克	远志10克	首乌藤30克	石菖蒲15克

复诊：2013年1月17日。

主诉：服药后睡眠较前有改善，现能入睡，易醒，伴头晕，耳鸣，纳可，大便较前明显改善，小便调。舌质暗红，苔薄黄，脉滑。

处方：上方加丹皮10克、柴胡10克、郁金10克。

按语：此病案诊断：不寐；症候诊断：痰热内扰。心肾相交，阳入于阴则寐，不寐虽为心神之病，但与五脏相关，与肾关系最为密切。肝藏魂，魂不归舍则夜难于寐。肝血亏虚则魂难归舍，痰热内扰则加重，两者一虚一实，虚实相兼，故用酸枣仁汤清养肝脏，用温胆汤清化痰热，火去痰清则不寐可愈。

案例三

姓名:杨某　性别:女　年龄:54 岁　初诊时间:2014-10-12

主诉:夜间入睡困难,时作 1 年。

现病史:患者 1 年前无明显诱因出现夜间入睡困难,睡后易醒,口干,口苦,情绪烦躁易怒,纳食一般,大便干,2 日一行,小便通畅,患者于他院就诊,给予改善睡眠药物口服,症状缓解不明显,情绪烦躁易怒,口干,口苦,夜间入睡困难,易醒,纳食一般,大便干,2 日一行,小便通畅,舌质暗红,苔黄,脉弦。

既往史(药敏史):否认糖尿病,否认肝炎、结核及其他传染病史,否认手术、外伤及输血史,否认药物及食物过敏史。

辨证分析:患者因恼怒伤肝,肝失调达,气机不畅,郁而化热,上扰心神则不寐,肝气犯胃,胃失和降,则纳差,肝火乘胃,则口干,肝火偏旺,则肝火偏旺,则急躁易怒,火热上炎故口苦,大便秘结,舌质暗红,苔黄,脉弦,均为肝郁化火之症。

诊断:中医诊断:不寐　肝郁化火;西医诊断:失眠。

治法:养阴清热,重镇安神。

处方:栀子豉汤加减。

生栀子 10 克　淡豆豉 10 克　半夏 10 克　白术 10 克
薏仁 30 克　当归 10 克　山萸肉 30 克　酸枣仁 30 克
茯神 20 克　远志 30 克　石菖蒲 20 克　柴胡 10 克
龙骨 30 克　牡蛎 30 克　柏子仁 20 克　合欢皮 220 克
夏枯草 10 克　珍珠母 30 克　生甘草 12 克

上方服 4 剂。

复诊:患者睡眠时间较前延长,每日可寐 4 ~ 5 小时,口干、口苦减,仍感情绪烦躁,纳食一般,二便通畅,上方加玫瑰花 10 克、白芍 30 克以解郁安神,继服 6 剂。

按语:治疗不寐要重点辨阳不如阴,肾不养心之因,故治疗宜调理阴阳脏腑为重,达到阳平阴秘,精神内守,故老师常用栀子豉汤和半夏秫米汤及交泰丸,组方治疗取得满意临床疗效。

该医案治则以养阴清热除烦,重镇安神为法,该患者,肝火偏亢,阳浮于上,烦扰心神,故养阴清热,使阳入阴,阴平阳秘,不寐改善。

案例四

姓名:闫某　性别:女　年龄:38 岁　初诊时间:2013-01-25

主诉:少寐多梦 2 月。

现病史:患者出现夜间入睡困难,多梦易醒 2 月,伴心慌,胸闷,气短,头昏,双下肢酸困,颈项不利,双目干涩,心烦,纳差,近 2 月体重下降 5 ~ 6 斤,二便通畅,舌质淡暗,苔薄黄,脉细,患者自服改善睡眠药物症状改善不明显,综观舌脉考虑为 肝郁脾虚,治疗清热益气,健脾,养心安神。

既往史(药敏史):既往体弱,否认糖尿病,否认肝炎、结核及其他传染病史,否认手术、外伤及输血史,否认药物及食物过敏史。

辨证分析:心主血,脾为生血之源,心脾亏虚,血不养心,神不内守,故多梦易醒,血虚不能上荣面,故面色少华,脾失健运,则纳差,纳食无味,血少气虚,故乏力,心悸,气短,倦怠。

诊断:

中医诊断:不寐、心脾两虚;西医诊断:失眠。

治法:益气健脾,养心安神。

处方:萎胃灵汤加减。

太子参 30 克　黄芪 30 克　苍术 15 克　内金 15 克
青皮 15 克　陈皮 15 克　枳壳 15 克　莪术 15 克
木香 10 克　黄连 10 克　半夏 10 克　干姜 6 克

焦山楂 30 克 丹参 30 克 皂角刺 10 克 柏子仁 30 克

复诊:患者睡眠较前好转,心慌,气短,胸闷,症状缓解,仍诉心烦,纳食一般,二便通畅,上方加生栀子 10 克、白豆蔻 6 克(后下)、珍珠母 30 克,继服 5 剂。

按语:此病案之不寐病症的病机为胃不和则卧不安,故用健脾理气,调理升降之枢纽之法治疗,使患者的上扰心神之浮越之阳亢和脾虚失运化之诸病因得解,不寐之症状迎刃而解。

案例五

姓名:余某 性别:女 年龄:46 岁 初诊时间:2012-10-22

主诉:入睡困难时作 1 年。

现病史:患者 1 年前无明显诱因出现夜间入睡困难,睡后易醒,口干,口苦,情绪烦躁易怒,纳食一般,大便干,2 日一行,小便通畅,舌质嫩红,苔黄,脉弦。患者于多家医院就诊,给予清脑复神液,甜梦胶囊,症状改善不明显,为求中医治疗,故来我院,辨为肝郁化火之证,治疗以养阴清热,重镇安神为法。

既往史(药敏史):否认糖尿病,否认肝炎、结核及其他传染病史,否认手术、外伤及输血史,否认药物及食物过敏史。

辅助检查:

辨证分析:患者多因恼怒伤肝,肝失条达,气郁化火,上扰心神则不寐,肝火犯胃则纳差,肝火乘胃则口干,多饮,肝火偏旺则急躁易怒,火热上扰故口苦,大便秘结,舌红苔黄均为热象。

诊断:

中医诊断:不寐;肝郁化火;西医诊断:失眠。

治法:养阴清热,重镇安神。

处方: 栀子豉汤加减。

生栀 10 克　半夏 10 克　白术 10 克　淡豆豉 10 克
薏仁 30 克　当归 10 克　山茱萸 30 克　生黄芪 30 克
茯神 20 克　远志 20 克　石菖蒲 20 克　酸枣仁 30 克
太子参 30 克　熟地 30 克　焦山楂 30 克　合欢皮 10 克
龙骨 30 克　牡蛎 30 克　珍珠母 30 克　生甘草 9 克
夏枯草 15 克

上方服 5 剂。

复诊:患者夜间入睡时间较前延长,每晚睡 4～5 小时,口干、口苦减,仍诉情绪烦躁,纳食一般,二便通畅,上方加川芎 10 克、白芍 30 克,继服 5 剂。

按语:不寐之病症,病因杂繁,但是不离阳浮于上,亢盛浮越,烦扰心神,故治当务之急,引阳入阴,阴阳相济,阴平阳秘,精神乃治。故吾师栀子豉汤和半夏秫米汤,加夏枯草治之,此为上意,为治本直入病机。

案例六

姓名:于某　性别:女　年龄:55 岁　初诊时间:2014-06-09

主诉:入夜难眠 10 余年,加重伴胸痛不适 2 天。

现病史:患者诉近 10 余年反复出现入夜难眠,心中烦甚,潮热汗出,头晕、乏力,于市医院诊断为"更年期综合征",经治疗后时发时止。2 天前因与家人发生争吵生气后彻夜未眠,心前区隐隐作痛,口苦咽干,不欲饮食,下肢肿胀,舌质暗红,舌苔薄黄,脉细弦。

查心电图:正常。

既往体健,否认高血压、糖尿病、冠心病等疾病。

辨证分析:患者年老体衰,天癸衰竭致使阴阳失衡,营血不足,加之阴虚不受阳纳,虚阳外越,上扰心神,故夜不能寐,邪热扰乱胸膈，故见心烦懊恼；肝肾阴虚，阳失潜藏，亢逆于上，上扰清窍而见头晕；肝气不舒，致使气滞血瘀，痹阻心之脉络而见胸痹心痛；气滞血瘀致使络脉受累，下肢肿胀；舌质暗红，舌苔薄黄，脉细弦均为阳亢络阻之征象。

诊断：

中医诊断：不寐（阳不入阴 阳亢络阻）；西医诊断：更年期综合征。

治法：平肝活络、引阳入阴法。

处方：平肝活络饮加减。

草决明 30 克　杭芍 30 克　天麻 12 克　葛根 30 克
茯苓 20 克　泽泻 20 克　地龙 10 克　川芎 20 克
川牛膝 12 克　路路通 10 克　山茱萸 30 克　夏枯草 10 克
生薏仁 30 克　生甘草 10 克　生熟地各 20 克
磁石（先煎）30 克　珍珠母（先煎）30 克　钩藤（后下）15 克

上方服 5 剂，凉水煎，取汁 500 毫升，分早、中、晚 3 次饭后半小时温服。

复诊：2014 年 6 月 16 日，患者诉不寐、心烦明显好转，心前区疼痛未作，头晕、乏力，烘热汗出亦较前减轻，舌质暗，舌苔薄黄，脉细弦，效不更方，再予 5 剂。

按语：此案患者虽以“夜不能眠”就诊，但详询其病情，其主诉较多，涉及多个脏腑、系统，且病程较长。西医常将此诊断为“更年期综合征”，中医认为“更年期综合征”是肝肾不足，天癸衰竭，以致阴阳平衡失调造成。因此，在治疗此类病患时，杨学信老师以平肝阳、滋肾水，通经活络，调整阴阳的角度辨证施治，肝平阳潜则与阴交，肝肾同源，治肝而益肾，故而取得良效。方中夏枯草清肝散结，其性禀纯阴，得少阳之气勃然兴发，一交盛阳，阴气将尽，即成熟枯槁，凡盛阳留结之病，用此为治，亦即枯灭，乃杨学信老师治疗不寐之常用药。杨学信老师认为此病例为“不寐”之病证。此患者此次因情志怫郁，致肝阳上亢，心肾失交，故治宜平肝潜阳，滋补心肾，心肾相济，浮阳下潜，故烦解眠实，诸症皆消，故临床诊治疾病要责之病机，多维思辨，方能取得疗效。

杂病(痹症)

案例一

姓名:范某　性别:女　年龄:62岁　初诊时间:2009-10-05

主诉:反复双手关节红肿热痛，活动受限一年，加重一周。

现病史:患者自诉一年来常因受寒或季节交替出现双手指关节红肿、疼痛，活动受限，曾服多种药物如祛风止痛胶囊、追风透骨丸均未获得良效，症状反复发作。此次患者因受凉出现双手指及腕关节红肿，疼痛伴口渴，烦闷不安。面色暗红，舌红少津体胖，苔黄腻，脉细滑。双手指关节未见明显畸形及变形。

既往史(药敏史):否认冠心病、高血压及糖尿病史，否认肝炎、结核及其他传染病史，否认手术、外伤及输血史，否认药物及食物过敏史。

辅助检查:查血况34min/n，类风湿因子:阳性。

辨证分析:患者平素工作繁重，劳倦过度，耗气伤血，加之久居一楼，多为潮湿之地。气血不足，正气耗损，卫外不固，腠理空虚，易感外邪。是值秋凉，复感风寒湿邪，感受外邪之后易从热化，热为阳邪，属火而性急迫，壅于经络关节，气血郁滞难通，使局部红肿灼热，表卫不和，故恶风，热甚伤津，故口渴烦躁。热邪与人体气血相搏而见关节筋脉拘急，难以屈伸。舌红少津体胖，苔黄腻，脉细滑均示热象。本证病机为风湿热邪壅滞经脉，气血闭阻不通，病位在关节筋络,因肝主筋,脾主肉,肾主骨,故与肝、脾、肾三脏有关。患者关节出现肿胀但无变形,僵硬。病邪尚未入脏,正气尚未大虚,采取有效治疗,可痊愈。

诊断:

中医诊断:痹症,风湿热痹;西医诊断:风湿性关节炎。

治法:清热通络,祛风除湿。

处方:

桂枝 20 克　生石膏 30 克　威灵仙 30 克　生薏仁 30 克
汉防己 10 克　片姜黄 30 克　生地 30 克　白芍 30 克
茯苓 20 克　葛根 20 克　川芎 20 克　泽泻 20 克
牡丹皮 10 克　制川乌 6 克　全虫 6 克　元胡 20 克
知母各 12 克　炙甘草 15 克

按语:此病例诊断:痹症;症候诊断:热邪湿阻络脉。

此病案之病症临床常见,但湿热痛证反复发作,缠绵难愈。

此案例患者从临床状态表现,病史来看,病情较急,以双手指关节红肿疼痛伴功能受限为病证特点。大凡治疗痹证的医者均知此病可分寒、热、着、行。分别采用相对外用方药治疗但效果迥异,老师临床大凡痹证辨证为湿热壅痹经络,且以热为主要病症特点的患者,均以桂枝芍药知母汤方用之,另加治痹症圣药生薏仁、葛根;行气凉血之品川芎、赤芍药等以助之,特别是炒白芍、炙甘草之急救队组成药,并入此方药中可起到事半功倍之效,尤其值得掌握。

案例二

姓名:王某　性别:女　年龄:53 岁　初诊时间:2011-08-29

主诉:反复双手足部麻木 3 年,加重 1 周。

现病史:患者诉近 3 年间常出现双手足部麻木,常于受凉后发病。近1周感双手足部麻木感加重,伴酸痛感,以肌肉关节较明显。刻下症见:双手足麻木酸困,纳食尚可,二便自调。舌质嫩红,苔薄黄,脉细弦。

既往史(药敏史):否认冠心病、高血压、糖尿病病史。否认肝炎、结核及其他传染病史,否认手术、外伤及输血史,否认药物及食物过敏史。

辅助检查:颈椎CT示:颈椎病,颈椎退行性变。双膝关节正侧位片示:双膝骨性关节退行性变(2011-08-15本院)。肌电图示:双侧正中神经卡压,出现可能性大。

中医诊断:肌痹。

症候诊断:气血不足,营气失调。

西医诊断:风湿性关节炎;骨关节退行性变;颈椎病。

治法:益气补血祛痛法。

处方:黄芪桂枝五物汤加裁。

桂枝15克　炒白芍30克　生姜6克　炒薏仁30克
当归20克　细辛3克　威灵仙30克　葶苈子30克
柴胡15克　汉防己10克　片姜黄10克　黄芪30克
太子参30克　忍冬藤10克　木瓜20克　全虫2克

复诊:服用6剂后感双手足部麻木感减轻,但仍有酸困感。效不更方,继服6剂,症状基本减轻,患者又自行续服10余剂基本痊愈。嘱避风寒,随诊。

按语:此病案系痹症之血痹病。此患者双手指掌麻木、酸困或疼痛为特点,故综合辨为气虚血弱、痰湿阻络之血痹症。治方以黄芪桂枝五物汤方意化裁加用葶苈子、全虫、薏仁等搜风逐痰瘀之品取得较满意的疗效。实乃仿古之方,开创新法之探索,望临证钻研验之。

案例三

姓名:郑某　性别:男　年龄:81岁　初诊时间:2013-3-11

主诉:四肢麻木时作2年。

现病史:患者2年前无明显诱因出现四肢麻木、双下肢发胀、头昏,患者当地医院就诊测血压160/90mmHg,给予左旋氨氯地平及松龄血脉康口服,血压降至正常。但四肢麻木,双下肢发胀无缓解。为求中医治疗,来我院门诊,诉四肢麻木、双下肢紧胀感,伴心烦易怒,头昏,纳食睡眠可,二便通畅。舌质嫩红暗,苔薄黄,脉弦细。

既往史(药敏史):有高血压病史7年,血压最高180/100mmHg,长期口服左旋氨氯地平、依那普利血压控制尚可。否认糖尿病、肝炎、结核及其他传染病史,否认手术、外伤及输血史,否认药物及食物过敏史。

辅助检查:心电图示:正常范围心电图。

辨证分析:患者久病耗气伤血,气为血之帅,血为气之母,气虚无以推动血行,导滞血行瘀滞,加之素体阴虚火旺,耗伤阴液,导致瘀滞更甚,故见四肢麻木,双下肢发胀,阴虚血瘀无以濡养脑髓,故见头昏,加之过食肥甘厚腻之品,滋生内热。

诊断:

中医诊断:痹症 阳亢湿阻;西医诊断:高血压病3级(极高危)。

治法:平肝活络。

处方:

草决明30克	珍珠母30克	芍药20克	天麻12克
葛根30克	茯苓20克	泽泻20克	钩藤15克
川芎20克	路路通20克	野菊花15克	川牛膝12克
续断20克	山萸肉30克	桑寄生30克	生熟地黄各20克

上方服6剂,每日1剂,水煎服,分3次温服。

按语：阳元络阻证是宁夏地区高血压病得第一主要证型，也是老师主持此课题对宁夏回族自治区高血压病中之症候分布特点疏调的结果，故提出的平肝潜阳法之杨学信调压汤方治疗本地高血压病患者的经验方，临床应用时辨证准确方能显效。

案例四

姓名：郭文花　性别：女　年龄：65岁　初诊时间：2012-11-16

主诉：手脚麻木畏寒2个月。

现病史：患者2月前出现手脚麻木畏寒，添衣加被可缓解，起床时自感头昏，眼前发黑，纳少，不欲饮食，脘腹胀满，食后尤甚，夜间睡眠可，大便干，4~5日一行，患者于我院门诊静滴参芪扶正注射液，血栓通以温阳活血，症状缓解不明显，舌质嫩红，苔薄黄，脉细弦。

既往史（药敏史）：否认糖尿病、肝炎、结核及其他传染病史，否认手术、外伤及输血史，否认药物及食物过敏史。

辨证分析：患者中阳亏虚，无以温煦肢体，导致血行瘀滞，故见手脚麻木畏寒，添衣加被可缓解，脾阳不足，腐熟无力，故纳差，不欲饮食，食后脘腹胀满尤甚，脾虚气血津液运输无力，无以滋养清窍，故见头昏，眼前发黑，脾虚肠道推动无力，大便干，4~5日一行。

诊断：

中医诊断：痹症、寒痹；西医诊断：肢体麻木；慢性胃炎。

治法：清热健脾。

处方：

太子参30克　黄芪30克　苍术15克　内金15克

枳壳15克　莪术15克　木香10克　青陈皮各15克

黄连10克　干姜6克　焦山楂30克　皂角刺10克

丹参30克　炙甘草12克　生栀子10克　杏仁10克

茵陈20克　莱菔子10克 白豆蔻6克(后下)

复诊:患者服药后仍感手脚麻木畏寒,但头昏,腹部胀满较前减轻,纳食稍有增加,夜间睡眠可,小便通畅,大便干3~4日一行,综合脉诊考虑患者为中阳虚,加之肝郁有热等上热下寒之症,治疗继以清热健脾为法,上方加炮姜6克、木瓜10克,以温运脾阳,继服上方6剂。

三诊:患者手脚麻木畏寒较前减轻,纳食一般,腹胀缓解,夜间睡眠可,小便通畅,大便干1~2日一行,继服10剂。

心得体会:患者为痹症,追述患者为中脏虚寒加之肝郁有热兼杂之症,为本虚之证,治宜调理脾胃,使中脏功能恢复,脾胃健运,四肢得其濡养,诸症缓解,此为老师倡导的辨病辨症相结合,结合患者病因进行治疗。

按语:此病案为湿热壅阻,中虚失运,气血失濡肢末,故以健脾化湿热之邪,脾健运,湿热之邪得解,气血流畅,肢末得濡,诸阳得达,故诸证得除,故临证治病要辨析病因病机而主治为重要。

崩漏

案例一

姓名:姬某　性别:女　年龄:46岁　初诊时间:2013-5-6

主诉:汗多时作2年,阴道出血10天。

现病史:患者诉近2年来出现汗多,多梦易醒,情绪烦躁易怒,伴见心悸。目前已停经8个月,就诊于西医妇科门诊,给予替博隆口服一周,月经已行,至今日已有10日未尽,经来前5日量多如泄,血色深红,夹杂血块,伴有少腹拘急疼痛,后几日量少淋漓,呈咖啡色。舌质暗红,苔薄黄,脉细弦。

辨证分析：患者年过五旬，精血亏少，经血不来，服用激素后扰乱机体平衡导致冲任不固，失于封藏，经乱无期，淋漓不断，热伤冲任，迫血妄行，而见量多如崩；血为热灼，故血色深红；热扰心神，故心烦少寐；固摄失常而见汗多；冲任阻滞，经血运行不畅，故血中有块，“不通则痛”，故小腹拘急疼痛。舌质暗红，苔薄黄，脉细弦皆为冲任阻滞，血热妄行之症。

中医诊断：崩漏；冲任阻滞；血热妄行症。

西医诊断：功能性子宫出血。

治法：清热凉血散瘀。

处方：

黄芪 40 克	太子参 30 克	焦栀子 20 克	牡丹皮 30 克
山茱萸 60 克	炒山药 30 克	炙甘草 12 克	当归 20 克
焦山楂 30 克	水牛角 10 克	肉桂 3 克	炮姜 3 克
鹿角霜 20 克	生地黄 20 克	熟地黄 20 克	三七粉(冲)2 克

上方服 5 剂，凉水煎，取汁 500 毫升，分早、中、晚 3 次饭后半小时温服。

复诊：2013 年 5 月 13 日，患者诉月经已尽 2 日，夜间睡眠改善，仍诉汗多、心悸，纳食一般，二便通畅。舌嫩红，苔薄黄，脉细弦。5 月 6 日方去肉桂，加浮小麦 30 克、菊花 10 克、煅龙牡各 30 克。

按语：患者就诊时以汗多为其主诉，然追问其月经史而知其停经 8 月，口服激素后经血 10 日未尽，遂知其汗多，夜寐不安，情绪烦躁等不适症状皆因经血的疏泄不畅有关，故此案女性患者，年过五旬，天癸将竭，冲任疲惫，加之服用激素扰乱机体平衡，故而发为崩漏。崩漏症候多见血热、气虚、血瘀，这 3 种症候有时不能截然分开，此案初诊清热凉血兼补益肝肾，益气摄血，清热凉血药物选用水牛角、牡丹皮、地黄，方取犀角地黄汤之义，止血药选用三七粉止血化瘀不留后患。二诊血止,故以益气养血、安心定志诸法收功。杨学信老师认为此案为崩漏之病症,其特点为服激素后致冲任失调,经血匮乏之内耗精血,精血亏损,虚火浮于上,内扰心神,诸症丛生,故拟益肾填精,清热凉血,引火归经,方寓补中配清,泻中配固,阴中求阳,阳中求阴,冲任得调,气血平和。

痤疮

案例

姓名:张某　性别:男　年龄:20岁　初诊时间:2013-5-10

主诉:颜面痤疮反复发作2年伴瘙痒。

现病史:患者2年前开始出现颜面痤疮,此起彼伏,以两颊部最多,伴疼痛,挤压时出脓、瘙痒,纳可,眠可,大便偏干,小便调。形体壮实,舌质淡红,苔白,脉浮。

既往史(药敏史):既往体检。否认手术、外伤及输血史,否认药物及食物过敏史。

辅助检查:血常规检查无异常。

辨证分析:患者平素阳热偏盛,肺经蕴热,复感风邪,熏蒸于面部而发,故见面部痤疮,此起彼伏。风性善行数变,痒自风来,故见疼痛,挤压时出脓、瘙痒。肺与大肠相表里,肺热下移于大肠,大肠津液耗伤故见大便干。风邪自外而入,病邪尚浅,故见舌质淡红,苔白,脉浮。

诊断:

中医诊断:粉刺,肺经风热证;西医诊断:寻常性痤疮。

治法:疏风清热,活血散结。

处方:枇杷清肺饮合消风散(加减)。

桑白皮 12 克 黄芩 10 克 枇杷叶 12 克 紫草 10 克
黄连 12 克 荆芥 12 克 当归 12 克 防风 12 克
赤芍 12 克 蒲公英 30 克 生薏米 30 克 皂角刺 15 克
野菊花 12 克 生甘草 10 克 白花蛇舌草 30 克

复诊:5 月 17 日。

主诉:诉服药期间颜面痘疹明显减少,近日停药后又感增多,瘙痒感减轻,纳、眠可,大便时干燥,小便调。舌质淡红,苔后部微黄,脉浮。

处方:前方加槐花 10 克、白蒺藜 10 克。

按语:此病案诊断:粉刺;症候诊断:肺经风热。痤疮又称肺风粉刺,生于颜面者多,肺合皮毛,责之于肺。但应该注意的是粉刺发生的部位不同,两颊左肝右肺可加清肝、清肺之药。

胆心综合征

案例

姓名:李某 性别:女 年龄:72 岁 初诊时间:2010-7-9

主诉:右胁肋部疼痛不适反复发作 3 年,加重 1 月。

现病史:患者诉 3 年来常因劳累或情志不畅出现右上腹部胀痛不适,进而出现胀痛加重,无诱因尚可发作,先后就诊于区内中医门诊,行口服汤药治疗,未获得良效。经人介绍,来我院门诊求治。现症见右侧半身疼痛,以上半身较明显,心烦易躁,恶风,汗出淅淅,舌红,苔薄黄,脉细,大便干,小便不利,时感头晕、头昏。口干口苦,口渴不思饮。

既往史(药敏史):患高血压病 10 余年,现口服硝苯地平缓释片,血压控制位 150mmHg ~ 140mmHg / 95mmHg ~ 90mmHg。否认糖尿病史,否认肝炎、结核及其他传染病史,否认手术、外伤及输血史,否认药物及食物过敏史。

辅助检查:腹部彩超示:肝、胆、胰、脾、双肾未见异常。

辨证分析:患者主要表现为右胁肋疼痛不适,伴口干、口苦,头晕、头昏,纳差。故可辨为胁痛。《金匮翼·胁痛统论》曰:“肝郁胁痛者,悲哀脑怒,郁伤肝气。”患者长期劳累加之情志不畅,故出现肝失疏泄,气机失和,肝脉不畅而出现胁部胀满疼痛。肝司疏泄与少阳互为表里。邪入少阳,脏腑气血津液流通不利,胆流受阻,故右胁及半身胀满。血滞于肝,故心烦易躁。少阳病症,寒热往来,恶风,汗出淅淅。肝气不舒,横逆犯胃,故纳差,乏力。肝气郁结日久化火伤阴,阴虚内热生,口干口苦咽燥。肝血虚不能上承,故头晕,头昏。舌质红,苔薄黄,脉细,均示肝胆郁热证。

诊断:

中医诊断:胁痛、肝胆郁热、痰热内扰;西医诊断:胆心综合征。

治法:疏肝理气定志法。

处方:柴桂龙牡汤加减。

柴胡 15 克　炒白芍 30 克　浮小麦 30 克　生薏仁 30 克
炙甘草 10 克　炙远志 20 克　丹参 30 克　煅龙牡各 30 克
炒香附 12 克　炒枣仁 15 克　山萸肉 30 克　巴戟天 12 克
黄芪 30 克　焦楂 30 克　太子参 30 克

上方服 3 剂,水煎服,每日 1 剂。

复诊:右胁胀痛较前好转,仍有口干、口苦、心烦,仍背怕风,口渴不思饮,小便不利,量少,汗出较前减轻,时有头晕,头昏。

调方去桂枝,加生石膏 30 克、生地 20 克、熟地 20 克、生麻黄 10 克、细辛 3 克,以疏风清热,养阴生津。

按语:此病案乃病久肝胆郁热、内扰心神之痰患。

此病案患者就诊时吾师考虑为脾虚日久,运化乏力,加之反复情志怫郁，劳思心脾，致心脾不足，气机失畅，故临床出现胁脘撑胀，口干、口苦，烦躁易急，久之气血运行不畅，半身疼痛，汗出淅淅，恶风等症，故治则以疏肝健脾、调和营卫为大法，方效柴桂龙牡之意而用药，取得较好疗效。但在治疗胁痛时要注意补肝以辛药的古训，二诊时已有应用。

耳鸣

案例一

姓名:付某　性别:女　年龄:64 岁　初诊时间:2013-7-15

主诉:右耳听力下降伴耳鸣 1 月。

现病史:患者自述 1 月前因工作压力过大，应酬多，突然出现右耳耳鸣，听力下降，在自治区人民医院诊断为神经性耳鸣。曾服用胞磷胆碱片和银杏叶片治疗症状有所减轻。停药后症状复现，偶有头晕不适，口苦，舌红，苔黄腻，脉弦。

既往史(药敏史):否认糖尿病、肝炎、结核病史，否认手术、外伤及输血史，否认药物及食物过敏史。患颈椎病 8 年。

辅助检查:颈椎 X 线片表明颈椎增生伴生理曲度改变。

辨证分析:患者应酬不可避免的要饮酒，体内湿热之邪太盛，湿热之邪壅阻肝胆，循经上炎故见耳鸣，听力下降，头晕不适。舌红，苔黄腻，脉弦均为肝胆实热之象。

诊断:

中医诊断:耳鸣，肝胆实热证;西医诊断:神经性耳鸣。

治法:清泄肝胆实热。

方药:龙胆泻肝汤加减。

柴胡 12 克　龙胆草 12 克　黄芩 10 克　牛蒡子 12 克

栀子 10 克　泽泻 10 克　丹皮 10 克　生地 12 克

细辛 3 克　菊花 15 克　桑叶 10 克　石菖蒲 12 克

复诊:7 月 22 日。

主诉:诉服药后听力有所改善,余无不适。舌淡,苔薄黄,脉沉。

处方:上方加磁石 30 克、夏枯草 10 克。

按语:此病案诊断:耳鸣;症候诊断:肝胆实热。肾开窍于耳,但多条经络与耳关系密切,肾虚精少则脑转耳鸣,本证乃是肝火上炎,兼有湿热壅塞,用龙胆泻肝汤为正治之法,清肝潜降,少佐滋养肝血及通窍之品。

案例二

姓名:孟某　性别:女　年龄:43 岁　初诊时间:2012-6

主诉:耳鸣、听力下降 3 年。

现病史:患者 3 年出现耳鸣,听力下降,视物旋转,头晕,口苦,纳食一般,少寐多梦,二便通畅,舌质暗红,苔黄腻,脉弦,于综合性医院诊为神经性耳鸣,给予营养脑细胞药物,银杏叶提取物,胆二碱胆碱,症状无明显改善,属于难治性耳鸣,

既往史(药敏史):否认糖尿病、肝炎、结核及其他传染病史,否认手术、外伤及输血史,否认药物及食物过敏史。

辨证分析:肝气失于疏泄,郁而化火,循少阳经脉上扰,清窍失养,故耳鸣,听力下降,肝胆火旺,扰动心神,故见夜寐不安,肝火犯胃,胃失和降,湿邪中阻,故见纳食一般,舌苔黄腻。

诊断:

中医诊断:耳鸣 阳亢湿阻;西医诊断:神经性耳鸣。

治法:平肝活络利水。

决明子 30 克　葛根 20 克　川芎 20 克　路路通 10 克

珍珠母 30 克　钩藤 10 克　茯苓 10 克　泽泻 10 克
菊花 10 克　生地 15 克　熟地 15 克　黄芩 10 克
羌活 10 克　防风 10 克　天麻 10 克　山楂 30 克
蝉蜕 10 克　磁石 30 克

上方服 5 剂。

复诊:患者诉耳鸣较前减轻,头晕口苦减,耳鸣以蝉鸣声为主,纳食一般,少寐多梦,二便通畅,舌质暗红,苔黄腻,脉弦。上方加夏枯草 10 克、茵陈 10 克,上方服 5 剂。

三诊:患者诉头晕口苦缓解,耳鸣减,夜间睡眠较前改善,仍多梦,纳食一般,二便通畅。上方继服 6 剂。

按语:素体阳盛,肝阳上亢,上扰清窍故见耳鸣,肝火犯胃,胃失和降,聚湿成痰成饮,加之现代人工作压力大,肝火盛,又多食肥甘厚腻之品,故多阳亢湿阻证型,治疗以老师之平肝利水活络法,以降肝火,通络利水湿,现代医学认为,利水消肿药能消除内耳前庭迷路水肿,减轻神经压迫,促进局部淋巴回流,改善耳鸣。阳亢阻络证之耳鸣,耳聋心烦病因繁杂,本病例为肝阳独亢上扰清窍,化热耗血之瘀血阻络之证,故应用平肝活络以清窍,加利水之药以增通窍复聪之功效。

案例三

姓名:张某　性别:女　年龄:69 岁　初诊时间:2014-10-6

主诉:脑鸣、头昏时作 1 个月。

现病史:患者 1 个月前出现脑鸣,头昏不适,患者于区内综合性医院耳鼻喉科就诊,坚持无异常,给予对症治疗后症状无改善(具体不详),后口服中药汤剂,症状改善不明显,故来我院,现证:脑鸣、头昏、不适,以夜间明显,伴健忘,情绪烦躁易怒,口干、口苦,纳食一般,夜间睡眠差,尿黄,二便通畅,舌质暗红,苔黄燥,脉细弦,患者病程中无头痛。

既往史(药敏史):否认糖尿病、肝炎、结核及其他传染病史,否认手术、外伤及输血史,否认药物及食物过敏史。

辨证分析:患者长期情志不畅,致肝气郁结,气郁化火,肝胆火热,上冲神窍,故见脑鸣,头昏,情绪烦躁易怒,肝热夹胆火上乘故见口干,口苦,热扰心神,故见夜不能寐。

诊断:

中医诊断:脑鸣,气郁化火;西医诊断:脑鸣。

治法:清热平肝,利水和络。

处方:调压汤加减。

草决明 30 克	珍珠母 30 克	杭菊 30 克	天麻 12 克
葛根 20 克	钩藤 15 克	茯苓 20 克	泽泻 20 克
地龙 10 克	川芎 20 克川	牛膝 12 克	路路通 10 克
野菊花 15 克	败酱草 20 克	天麻 10 克	生熟地各 20 克
酸枣仁 30 克	磁石 30 克		

上方服 6 剂。

复诊:患者口干,口苦症状缓解,仍诉脑鸣偶有胃胀,呃逆,情绪烦躁易怒,纳食一般,夜间睡后易醒,二便通畅,舌质暗红,苔黄燥,脉细弦,患者服上方后火热症状减轻,胃胀呃逆给予莱菔子 20 克、厚朴 10 克,上方服 6 剂。

三诊:患者胃胀,呃逆症状缓解,脑鸣,头昏减,纳食一般,夜间睡眠可,二便通畅,舌质暗红,苔黄,脉弦,上方继服 6 剂。

按语:脑鸣之病症,成因复杂,治方奏效慢,疗程长,多发于外感失治及老年人,故治疗时要注意辨证与个体差异。此病案应用清、滋、潜法,应用老师平肝活络之调压汤治疗取得较好疗效。

脑鸣属于功能性疾病、难治性疾病,老师运用调血汤治疗脑鸣,取之肝胆郁热,络脉不通之义,治宜清肝泻火,利湿通便,清理深层损伤耳神经的多种病毒,活血通络养血,引诸药行于脑,使脑鸣缓解。

复发性口疮

案例一

姓名:陈某　性别:女　年龄:36岁　初诊时间:2013-5-14

主诉:口腔溃疡反复发作10余年。

现病史:患者口腔溃疡反复发作10余年,每于夏季多发,发作时含多种消炎、润喉片,口腔溃疡膜等以取效,但效果不佳,故来就诊。症见:舌双侧边有5~6枚小溃疡,自觉疼痛,影响进食,伴胃脘胀痛,口干思饮,大便干燥,舌嫩红,苔薄黄,脉弦细。

既往史(药敏史):否认糖尿病、肝炎、结核及其他传染病史,否认手术、外伤及输血史,否认药物及食物过敏史。

辅助检查:暂无。

辨证分析:口腔溃疡多见于女性,具有反复发作、缠绵难愈的特点,西医认为本病与自身免疫、维生素缺乏及精神情志等因素有关,治疗无特殊有效办法。中医认为本病属"口疮"范畴,与肺、胃火毒炽盛有关。

诊断:中医诊断:口疮(胃火炽盛);西医诊断:口腔溃疡。

治法:清热解毒。

处方:清热解毒方。

生麻黄10克　生石膏30克　大青叶20克　板蓝根30克
黄芩12克　防风10克　羌独活10克　生熟地各20克
川楝子6克　细辛3克　野菊花20克　地丁20克

钩藤 15 克　　珍珠母 30 克　玄参 10 克　　贯众 10 克
山慈菇 15 克

上方服 4 剂,水煎服,每日 1 剂。

复诊:于 2006 年 6 月 16 日复诊。

患者口舌疼痛已明显减轻,溃疡已多数愈合,胃脘胀痛减轻,仍感口苦,大便略稀,舌嫩红,苔薄黄,脉细。前方去玄参,加麦冬 12 克以养肺胃之阴。

按语:初步掌握了治疗"内毒瘀热"型口腔溃疡为法,需进一步了解调理此病的学术内涵。

案例二

姓名:陈某　性别:女　年龄:62 岁　初诊时间:2014-6-16

主诉:口腔及舌疼痛时作 8 年加重 2 月。

现病史:患者近 8 年反复出现口腔及舌部疼痛,于综合性医院就诊,诊为扁平苔藓样变,给予对症治疗后症状无明显改善(具体不详),故来我院,诉口腔及舌部疼痛,近 2 个月较前明显加重,伴阵发性汗出,纳差,二便通畅,舌质暗红,苔剥脱,脉细弦。

既往史(药敏史):否认糖尿病、肝炎、结核及其他传染病史,否认手术、外伤及输血史,否认药物及食物过敏史。

辅助检查:口腔黏膜涂片为扁平苔藓样变。

辨证分析:口为脾之窍,心为舌之苗。若情志不畅,脾脏蕴热内生,心脾积热上炎口腔,发为口疮,病症属实,心脾积热上冲口舌,局部热毒结聚,气血壅滞,故见口腔黏膜溃烂,灼热疼痛,妨碍进食。

诊断:

中医诊断:口疮,心脾积热;西医诊断:复发性口疮。

治法:清热解毒。

处方：

金银花 15 克　板蓝根 20 克　野菊花 15 克　大青叶 20 克
紫花地丁 15 克　丹皮 20 克　生石膏 30 克　生地 15 克
生栀子 10 克　赤芍 20 克　白芷 10 克　代赭石 20 克
防风 10 克　麦冬 10 克　细辛 3 克　地肤子 30 克
生甘草 12 克　薏仁 30 克

上方服 4 剂。

复诊：患者口腔及舌部疼痛，妨碍进食，泛酸，阵发性汗出，乏力，纳差，二便通畅，舌质暗红，苔薄黄，有剥脱，脉弦细，考虑患者久病脾肾亏虚，故上方加桑寄生 30 克、续断 20 克、骨碎补 10 克，以补肾温阳健脾，继服 4 剂。

按语：口疮病患小，但患者痛苦大，且复发缠绵难治，其病机责之于火毒壅盛，腐肌肉而损络脉，故应用清热毒、凉血透营转气之清热解毒法治疗，但要解毒与凉血并用方能取得良效。

口疮因心脾积热，或阴虚火旺，灼伤口腔肌膜，以口腔唇内颊、舌、齿龈等处，肌膜见豆大之小溃疡，周围红晕，表面凹陷，灼热疼痛，反复发作为主要表现的疮疡类疾病，病机分虚实，以心脾肾三经失调为主，明代薛己《口齿类要·口疮》记录了："上焦实热，中焦虚寒，下焦阴火，各经传变所致。"上焦实热与心脾积热相兼，下焦阴火乃肾亏阴虚火旺，中焦虚寒多脾肾阴亏所见。

医案三

姓名：白某　性别：女　年龄：65 岁　初诊时间：2013-6-17

主诉：口舌生疮反复发作 3 年。

现病史：患者诉 3 年来口舌反复生疮，甚则伴有疱疹，疼痛难忍，发作时口唇难闭，咽干口渴又不敢进食，心中烦甚，痛苦至极，几年间求治于多家医院，屡治无效，极近失去信心，近一周再次发作，遂来就诊。查见：T：37.5℃，面红，口腔内颊、下唇、舌面有多个粟粒样小溃疡点，表面覆盖黄色假膜，边缘清楚，周边黏膜红肿，邻近溃疡融合成片发为疱疹，颌下淋巴结可触及肿大，有压痛。舌红，苔薄黄燥，脉细弦数。

辨证分析：患者老年女性，年逾花甲，气血脏腑亏虚，加之操持家务思虑过多，劳伤心脾，而致脾运失司、心火内生，火热久郁无出路而成毒，热毒郁积，火热炎上，熏蒸口舌故而发为口疮。内里火热之炽盛，灼烧津液，可见身热、面赤、咽干口燥，热绕心神而见心中烦甚，舌红，苔薄黄燥，脉细弦数皆为热毒郁积，火热炎上之征象。

中医诊断：口疮，热毒郁积，火热炎上。

西医诊断：复发性口腔溃疡。

治法：清热解毒。

处方：

麻黄 10 克	生石膏 30 克	大青叶 30 克	板蓝根 30 克
白芷 10 克	生栀子 10 克	黄芩 10 克	生熟地各 20 克
牡丹皮 20 克	地肤子 20 克	青果 10 克	薏仁 30 克
焦山楂 30 克	细辛 3 克	水牛角 10 克	川椒 6 克

上方服 4 剂，凉水煎，取汁 500 毫升，分早、中、晚 3 次饭后半小时温服。

另予冰片 10 克，湿棉签沾取少量外涂患处，每隔 2～3 小时一次。

复诊：2013 年 6 月 21 日，查体温正常，口舌中溃疡面已愈合，患者自觉症状消失，现已能够进食，心情转佳，夜寐安，药已切症，再予 4 剂巩固。

三诊：2013 年 6 月 26 日，患者诉近日口舌中偶有小米粒大小溃疡发出，疼痛不明显，可自愈，不似从前多发成片，疼痛难忍，诉近日感胃脘中胀满不适，食后尤甚，每逢如厕即有少量大便排出。考虑患者脾胃虚弱，今更方萎胃灵加减以顾护脾胃，治病求本，再加水牛角、地肤子、大青叶兼清里热、凉血解毒。

处方：

黄芪30克　太子参30克　苍术10克　炒山药30克
薏仁30克　青陈皮各12克　木香15克　枳壳15克
焦楂30克　内金20克　莪术15克　丹参15克
黄连10克　水牛角10克　干姜6克　地肤子30克
大青叶30克　皂角刺15克

上方服4剂，凉水煎，取汁500毫升，分早、中、晚3次饭后半小时温服。

按语：口腔溃疡属中医的“口疮”，是临床常见的多发病。现代医学认为，其发病机制与人体免疫功能失调有关，口腔卫生不良和全身抵抗力减弱是本病的诱因。中医认为其病理机制主要责之心、脾、胃的功能失常，热毒郁积，火热炎上，熏蒸口舌而致病。如《圣济总录》云：“口疮者，心脾有热，气冲上焦，故作疮也。”《麻科活人书》则用歌诀的形式进一步指出“心脾胃经毒未降，热壅上焦口生疮”，故清热解毒是治疗口疮的首选法之一。口疮日久则久病入络，血瘀不畅，使邪无出路，郁火不散，溃疡迁延难愈，故方中运用犀角地黄汤使清热解毒与凉血散瘀并用，之所谓标本兼顾，配合得当，故而有效。杨学信老师认为本案应用清热解毒法之方药治疗口疮溃疡，尚能悟出老师在基方的基础上，加凉血解毒之犀角地黄汤之方，亦取得良好疗效，是尊师、承师之法的具体体现。

红斑

案例

姓名:杨某　性别:女　年龄:50岁　初诊时间:2013-11-15

主诉:双下肢散在红色斑疹块5年加重1月。

现病史：患者5年前无明显诱因双下肢出现大量红色斑块,如一分钱币大小,局部红肿天天,行走是感双下肢疼痛不适,于多家医院就诊,诊为“环形红斑”,给予糖皮质激素口服缓解症状,上述症状时有发作,1月前患者无明显诱因自感红斑较前加重，疼痛明显,伴乏力,倦怠,心烦,口淡无味,夜间睡眠差,每晚需口服安眠药入睡,大便干2日一行,手背静滴针眼局部皮肤红肿,舌质暗红,苔黄腻,脉细弦。

既往史(药敏史):否认糖尿病、肝炎、结核及其他传染病史,否认手术、外伤及输血史,否认药物及食物过敏史。

辨证分析:患者内有湿热外感风邪,蕴蒸肌肤,以致经络阻隔,瘀血凝滞而成,郁热外蒸肌肤故见皮肤红肿灼热,热灼津液则便秘溲赤,不通则痛,故见关节疼痛。

诊断:

中医诊断:结节性红斑、风湿热证、湿毒流注;西医诊断:结节性红斑。

治法:清热除湿,活络止痛。

处方:四物清风饮加减。

赤白芍各30克	川芎18克	熟地20克	地龙10克
葛根15克	防风10克	全蝎3克	路路通10克
乳香6克	天麻10克	威灵仙30克	乌梢蛇10克
细辛3克	炒薏仁30克	茯苓20克	蜈蚣2条

广藿香10克　　生甘草10克　白豆蔻6克(后下)

上方服5剂。

复诊:患者双下肢红斑消退,疼痛缓解,余症明显减轻,舌质暗红,苔薄黄燥,脉细弦,患者经治疗后症状明显缓解,效不更方,继服上方6剂。

三诊:患者红斑消褪,疼痛缓解,余无不适,舌质暗红苔薄黄,患者服药后症状缓解,继服上药4剂痊愈。

按语:结节性红斑系某种原因所致的真皮深层或皮下组织的局限性血管炎皮肤病,致病因素颇多,且复杂,一般认为与感染药物,全身性或红斑内脏疾病等,有密切关节有关,结节性发病机理,可视为一种变态反应,可能属于迟发性变态反应范畴。此例患者双下肢散在皮肤红斑结节,老师采用治疗血证的辨证治疗方法,结合患者的症状特点而确定的清热除湿,搜风活络、凉血解毒之法的方药,经治疗患者明显改善,红斑消褪,诸症消除,故临证要以中医理论为指导辨证治疗。

口臭

案例

姓名:刘某　性别:男　年龄:33岁　初诊时间:2013-11-8

主诉:口中异味,口中黏腻2年余。

现病史:患者诉2年来口中异味明显,口中黏腻不爽,以晨起为甚,患者甚为烦恼,偶有饮食不当出现胃脘部胀满不适,无反酸、呃逆等症,纳食尚可,平素应酬饮酒较频,每晚凌晨才休息,大便欠畅,日行一次。舌嫩红、苔黄腻、脉弦滑。

辨证分析:患者以“口中异味,口中黏腻”为主诉就诊,可辨为

"口臭"。患者正值壮年,脏腑功能旺盛,然其平素应酬较频,常食肥甘厚味,加之饮酒,致使脾胃伐损,湿热内生,湿热之邪蕴结中焦致使脾之清阳不升,胃之浊阴不降,胃中陈留腐臭之气,泛溢于口而成口臭之症,湿性黏腻,留着于口而见口腔中黏腻不爽,舌嫩红,苔黄腻,脉弦滑均为中焦湿热之征象。

中医诊断:口臭,湿热中阻。

治法:清热健脾化浊法。

处方:萎胃灵汤加减。

黄芪 30 克	太子参 30 克	苍术 12 克	炒薏仁 30 克
青陈皮各 20 克	木香 15 克	枳壳 15 克	焦楂 30 克
内金 20 克	莪术 20 克	黄连 10 克	皂角刺 10 克
干姜 6 克	栀子 10 克	杏仁 10 克	金钱草 15 克
白豆蔻 6 克	砂仁(后下)6 克		莱菔子 10 克

上方服 6 剂,凉水煎,取汁 500 毫升,分早、晚两次饭后半小时温服。

复诊:2013 年 11 月 18 日,患者诉服上药后口中异味明显减轻,停药后 3 天自感口中异味复作,伴口中黏腻,胃脘部无明显不适,舌嫩红,苔黄腻,脉弦滑。考虑患者为湿热阻滞中焦之证,湿性黏腻,与热邪交结而不易祛除,故在原方基础上加茵陈 20 克,再予 6 剂,并嘱其清淡饮食。

三诊:2013 年 11 月 27 日,患者诉口中异味及黏腻感明显缓解,停药 2 天未见发作,舌嫩红,苔薄黄,脉细弦。药证相合,效不更方,再予 6 剂巩固治疗。

按语:此案为湿热之邪阻滞中焦而致,吾师每遇此类病患常选用经验方"萎胃灵方"加杏仁、白豆蔻、栀子、茵陈、厚朴、莱菔子、金钱草等药物清热利湿化浊,方中杏仁、白豆蔻、薏仁取三仁汤之义,杏仁宣利上焦肺气,气行则湿化,白蔻仁芳香化湿行气宽中,畅中焦之脾气,薏仁甘淡性寒,淡渗利水而健脾,使湿热从下焦而去,三仁合用,体现宣上、畅中、渗下三焦分消之特点,茵陈、栀子取茵陈蒿汤之义,茵陈苦泄下降,善能清热利湿,金钱草清热利湿退黄。诸药合用使湿热之邪有去路,脾胃之气机得以畅通,故而取效。杨学信老师认为口中异味症尤以口中有秽浊之味,伴舌红,苔黄腻厚燥之症时,以萎胃灵汤加清热化湿之三仁汤之义,对湿浊中阻或湿热蕴结之口中异味或痞满病症治疗均能取得药到病除之功效, 望吾徒认真总结,临证应用提高。

虚劳

案例

姓名:杨某　性别:女　年龄:33 岁　初诊时间:2014-3-5

主诉:疲乏无力、纳呆 2 年余。

现病史:患者诉 2 年来自感疲乏无力明显,不欲饮食,头晕耳鸣、眼花、记忆力减退,时有心悸气短。夜寐欠安,大便溏,日一行。小便畅。舌质淡,脉细。面色黄,爪甲、眼睑结膜色淡,毛发干枯易脱落。查血常规:HgB76g/L,MCV72.0fL,MCH20.6pg,MCHC24%(附属医院)。

辨证分析:中焦接受水谷之气与精微物质,变化而赤,造成血液,患者素体脾胃虚弱,胃不能腐熟,脾不能运化、吸收,导致水谷精微不足,化血无源、出现贫血。气血亏虚,无以濡养清窍故见头晕眼花;心血不足而见心悸失眠;气血生化不足,血不上荣于面,四肢肌肉无所禀受,故见面色萎黄,倦怠乏力,发为血之余,营血不足,而见脱发毛发枯萎。脾虚则清浊不分而见便溏,舌质淡,脉细均为脾胃虚弱之征象。

诊断:

中医诊断:虚劳,脾胃虚弱;西医诊断:小细胞低色素性贫血。

治法:益气健脾养血法。

处方:杨学信萎胃灵汤加减。

黄芪 30 克　太子参 30 克　苍术 12 克　薏仁 30 克
木香 15 克　枳壳 15 克　焦楂 30 克　青陈皮各 20 克
内金 20 克　莪术 15 克　黄连 10 克　皂角刺 15 克
干姜 6 克　当归 30 克　鹿角霜 10 克 熟地黄 30 克
黄精 15 克　阿胶(烊化)20 克

上方服 7 剂,凉水煎,取汁 500 毫升,分早、中、晚 3 次饭后半小时温服。

复诊:2014 年 3 月 12 日,患者诉乏力、头昏较前减轻,纳食好转,胃脘无明显不适,夜寐转安,二便正常,查血常规:HgB88g/L,MCV78.0fL,MCH20.4pg,MCHC26%上方去黄连、干姜,加葛根 20 克、桑葚 10 克、加大滋阴生津之力,再予 7 剂。

三诊:2014 年 3 月 19 日,患者诉乏力较前明显缓解,面色转润,纳食睡眠可,二便调畅。今日查血常规血色素等各项均恢复正常,再予 7 剂巩固。

按语:此患者为贫血案,中医认为“血者水谷之精也,生化于脾”“中焦受气取汁,变化而赤是为血”,即中焦接受水谷之气与精微物质,变化而赤,造成血液。由于饮食不节,损伤脾胃或平素脾胃虚弱,或七情所伤,郁怒伤肝,忧思伤脾而使脾胃功能减退,影响水谷之精微的吸收致化血无源。杨学信老师针对该病病机采用益气健脾养血生精之法,以萎胃灵方为基方基础,加四物汤之当归、熟地,更加鹿角霜、阿胶之类血肉友情之品以生精养血,此案实乃针对病机、辨证施治,灵活使用萎胃灵方之典范。杨学信老师认为此案例为“血虚”

之病症，脾胃乃精血生化之源，脾胃亏损或禀赋不足则精血乏源，致脏腑肌肉乃四肢百骸失濡，故见肢体倦怠乏力，心悸头晕，故治疗宜健脾、温补肾阳为大法，脾胃健旺、气血有源，诸症悉除。

腰痛

案例

姓名：郑某　性别：女　年龄：70岁　初诊时间：2013-8-28

主诉：腰部疼痛时作半年，加重半月。

现病史：患者半年前出现腰痛，弯腰受凉后明显，疼痛较重时不能行走，于多家医院就诊，诊为“腰椎间盘突出症”，给予牵引推拿治疗后，症状改善不明显，故来我院门诊，查腰部疼痛向右下肢放射，疼痛剧烈，行走困难，伴乏力，纳差，夜间睡眠差，二便通畅，舌质暗红苔黄脉弦。

既往史（药敏史）：否认糖尿病、肝炎、结核及其他传染病史，否认手术、外伤及输血史，否认药物及食物过敏史。

辨证分析：腰为肾之府，肾主骨髓，肾之精气亏虚，则腰背失养，遇劳更甚，卧则减轻，常反复发作，阳虚不能温煦肢体，四肢不得温养，故手足不温，受凉后疼痛加重，患者舌质按，痛处拒按，为瘀血阻络所致，因肾阳虚，无以推动血行，导致血行瘀滞所致。

诊断：

中医诊断：腰痛，肾阳虚夹瘀；西医诊断：腰椎间盘突出症。

治法：补肾养血，祛风止痛。

处方：右归丸和四物汤加减。

防己 10克　鹿角霜 30克　生地 30克　熟地 30克
黄柏 10克　生黄芪 30克　山茱萸 60克　芡实 30克

焦山楂30克 白芍30克 赤芍20克 丹参30克
当归12克 威灵仙30克 续断20克 葛根20克
川芎10克 桑寄生30克

上方服5剂。

复诊:患者腰痛明显减轻,可自行来我院就诊,纳食睡眠可,二便通畅。舌质暗红,苔黄,脉弦,老师认为此患者病情复杂为年老体衰肾阳虚患者,阳气虚,无以推动血行,导致血行瘀滞不通则痛,患者服药症状缓解明显,继服上方5剂。

按语:腰痛之疾患,有外伤与内损之分,外伤所致肌腱、经络、骨肉受损致气血瘀滞,痉挛肿胀之疼痛,内伤以年老肾虚,气血精亏乏,腰府失濡而致腰酸痛,或因邪气外袭络脉痹阻,腰府亏损致疼痛,故治疗腰痛疾患时需辨内伤与外损,而后分虚实或夹风寒湿邪而治之。

郁证

案例

姓名:金某 性别:女 年龄:33岁 初诊时间:2010-4-23

主诉:腹部胀满连及两肋,伴咽中异物感一月余。

现病史:患者自诉1个月前因与人发生口角,情志不畅,遂出现咽部有哽咽感,腹部胀满不适,攻撑连及两肋,饮食欠佳,无咽痛、咽痒及咳嗽、咯痰症状。曾与市医院检查示:咽部轻度红肿,给予抗炎药物口服,疗效不显,故来就诊。现症见:腹部胀满不适,连及两肋,饮食欠佳,咽部有异物及梗阻感,咳之不出,咽之不下,情志不畅,大便黏腻不爽,每日一行。睡眠差。舌质红,苔薄黄,脉弦。

既往史(药敏史):否认冠心病、高血压病及糖尿病病史,否认肝炎、结核及其他传染病史。有慢性咽炎病史,平素常感咽部不适,但无梗阻感。

辅助检查:喉镜检查未见异常。

辨证分析:患者青年女性,由于情志不舒、气机郁滞引发胁肋胀满,咽中有异物梗阻感,故可辨为郁证。元·王安道在《医经溯洄集·五郁论》中说:“凡病之起也,多由于郁,郁者,滞而不通之义。”情志所伤,气机不畅,肝失条达,则精神抑郁,情绪不宁。肝之经脉布两胁,肝气郁结,气机不畅,经脉失和,则胁肋胀痛。肝气犯胃,胃失和降,则不思饮食。肝郁乘脾,脾失健运,痰湿中阻,痰阻咽喉,故咽中有梗阻异物感,痰阻大肠则大便黏腻不爽。舌红,苔薄黄,脉弦为气郁痰结之象。病位主要在肝,但与心、脾、肾关系密切。

诊断:

中医诊断:郁证,痰气郁结;西医诊断:植物神经功能紊乱;慢性咽炎。

治法:行气开郁,化痰散结。

处方:厚朴夏苓汤主方化裁。

黄连 10 克	半夏 15 克	生姜 6 克	黄芪 30 克
太子参 30 克	炒薏米 30 克	炒山药 15 克	苍术 10 克
枳壳 15 克	莪术 15 克	鸡内金 12 克	焦楂 20 克
丹参 30 克	青皮 15 克	陈皮 15 克	皂角刺 10 克
茯苓 15 克	佛手 10 克	苏梗 10 克	川朴 10 克

上方服 3 剂,水煎服,分 3 次口服。

复诊:患者两肋胀满感减轻,仍郁闷不乐,嗳气频频,纳食差,乏力。舌质红,苔薄黄,脉细滑。

辨析:郁烦不乐仍示肝气不舒,加用柴胡 15 克、郁金 15 克;嗳气频频,纳差,乏力示肝气犯胃,加入旋覆花包 15 克;心神不宁,加入茯神 20 克。3 剂,水煎服,分 3 次服用。

三诊:诸症缓解,再服5剂,上述症状消失。

按语:此病案患者为素有脾胃虚弱,运化乏力,气机失畅,痰热互结,咽喉不利之症候。治疗必需先清热解郁、健脾化痰。脾健则升降有序,水湿精微散布,肝气得疏,郁火得清,津液上承,痰结自消。故临证逢木郁土壅之病症,认准病机,洞悉症候,使用清热健脾,行气化痰之法定能取得较满意治疗。

月经过少

案例

姓名:杨玉红 性别:女 年龄:39岁 初诊时间:2014-5-6

主诉:月经量少2月。

现病史:患者诉近两个月月经量少,2日即净,量少不利,月经周期正常。经前乳房胀痛,少腹疼痛,行经后疼痛缓解。昨日经至,血行不畅,色黑量少,点滴不下,头昏胀不适,周身乏力,纳可寐尚安。舌质暗红,苔薄黄,脉细弦。

辩证分析:患者年近40岁,素体血虚,气血亏虚,脾胃虚弱,气血化源不足,血海不按时满盈而致经血过少。气为血之帅,气虚则推动无力,血行不畅;女性易肝郁,气郁不舒而见乳房胀痛;冲任阻滞,经血运行不畅,“不通则痛”,故小腹拘急疼痛。舌质暗红,苔薄黄,脉细弦皆为气血不足、冲任阻滞之征象。

诊断:

中医诊断:月经过少、气血不足、冲任阻滞证;西医诊断:月经过少

治法:调经活络法。

处方:

黄芪30克 当归20克 川芎20克 柴胡12克

炒白芍 30克　青陈皮各 12 克　王不留行 30克　香附 30 克
枳壳 12 克　莪术 10 克　益母草 15 克　赤芍 20 克
丹参 30 克　艾叶 12 克　补骨脂 30 克　鹿角霜 20 克
炙甘草 12 克

上方服 6 剂，凉水煎，取汁 500 毫升，分早、中、晚 3 次饭后半小时温服。

复诊：2014 年 5 月 27 日，患者经前一周就诊，诉上月经行 2 日即净，色黑量少，近日乳房胀痛，少腹胀痛，夜间睡眠尚可，纳食一般，二便通畅。舌嫩红，苔薄黄，脉细弦。上方赤芍量加至 30 克，再予 6 剂，以加大活血之力。

三诊：2014 年 6 月 27 日，患者进前一周就诊，诉服上药后上月行经较前稍畅，经色转红，经量有所增加，纳食睡眠可。舌嫩红，苔薄黄，脉细弦。再予 6 剂巩固。

按语：月经量少虽有虚实之分，但以虚为主，肾虚血亏，冲任不调是其主要病机。“血是月经的物质基础”，“气是血脉运行的动力”，养血益气培其源是谓治疗法则。杨学信老师每遇月经不调之病证善用柴胡、当归、炒白芍，取逍遥散之义，柴胡疏肝解郁，使肝气得以调达，当归甘辛苦温，养血和血，白芍酸苦微寒，养血敛阴，柔肝缓急，归芍与柴同用，补肝体而助肝用，使血和则肝和，血充则肝柔，同时加香附、青陈皮、枳壳疏肝解郁、鹿角霜养血生精而不滋腻。杨学信老师认为此案乃月经失调之月经量少之病症，女子以肝为先天，肝为血府，藏血之都，此案患者工作繁忙，情志抑郁，暗耗肝血，血亏失藏，血海亏损，故月经量少，拟益气补血，温经暖宫，故血充行畅。

脏躁

案例

姓名:马某　性别:女　年龄:59岁　初诊时间:2014-4-9

主诉:阵发性烘热汗出伴烦躁1年余。

现病史:患者诉近一年来阵发性烘热汗出,伴后背部燥热不适,心烦易怒,心悸,夜间入睡困难,晨起头晕、乏力,纳食少,大便干,2日一行,小便畅。舌质暗,舌苔薄黄燥,脉细弦。

既往史:体弱。否认药物及食物过敏史。

辨证分析:患者老年女性,年近花甲,肾阴肾阳亏虚,五脏俱虚,肾阴亏损,阴不维阳,虚火内扰,迫津液外出而为汗。阴虚不受阳纳,虚阳外越,上扰心神,故夜不能寐,邪热扰乱胸膈,故见心烦;气血不足,心失所养,故而心悸;脾之升降失常,脾失健运,故食少,乏力;阴虚火旺,上扰清窍,而见头晕;肠道津亏,大便干;舌质暗,舌苔薄黄燥,脉细弦均为阴阳失和之征象。

诊断:

中医诊断:脏躁(阴阳失和);西医诊断:植物神经功能紊乱。

治法:清热除烦,调整阴阳。

处方:栀子豉汤合半夏秫米汤(加减)。

栀子20克　淡豆豉15克　半夏10克　生薏仁30克
夏枯草10克　柴胡10克　当归10克　茯神20克
山茱萸30克　龙骨30克　牡蛎30克　合欢皮30克
炒山楂30克　鸡内金20克

上方服4剂,凉水煎,取汁500毫升,分早、中、晚3次饭后半小时温服。

复诊:2014年4月14日;患者诉烘热汗出较前有所好转,心烦减轻，夜寐时间延长，纳食可，效不更方，再予 5 剂。

按语：部分妇女在绝经前后出现烘热汗出并伴有烦躁易怒、头晕头痛、心悸失眠、健忘耳鸣等症，西医认为是由于卵巢功能减退，性轴功能失调，植物神经功能紊乱而产生的。这本是妇女由育龄期转向老年期的一个正常生理现象，但因多种因素的影响，使其不能适应更年期的变化，致体内阴阳关系失调，新的阴阳平衡不能很快建立，而出现的一系列复杂症状。杨学信老师遇此类病患，常采用调整脏腑气血阴阳，并配合调节植物神经功能，使其达到一个新的平衡，故常能取得立竿见影之疗效。杨学信老师认为此患者年高津亏，阳不入阴，虚阳时浮，故治疗原则宜清热除烦，填阴引阳，阴盛阳守，精神乃治，故方以栀子豉汤合半夏秫米汤化裁。

内伤发热

案例

姓名：韩平　性别：男　年龄：48 岁　初诊时间：2014-7-26

主诉：脚心发热时作 3 年。

现病史：患者 3 年前无明显诱因出现脚心发热，午后明显，双下肢恶风怕冷，患者于多家医院就诊，行血生化及下肢血管彩超检查，均正常，给予口服滋阴清热的中药汤剂数剂，症状缓解不明显，故来我院，现仍诉脚心发热，午后明显，双下肢恶风怕冷，汗多，纳食一般，眠可，二便通畅。舌质淡红，苔中根黄腻，脉细弦。

既往史（药敏史）：有高血压病史 5 年，血压最高 170/100mmHg。否认糖尿病、肝炎、结核及其他传染病史，否认手术、外伤及输血史，否认药物及食物过敏史。

辅助检查：无

辨证分析：患者素体阴虚，导致阳气偏盛，水不制火，而引起发热。久病耗伤气血，加之过食寒凉药物，导致气血阴阳均虚，以气阴亏虚为主，阳略胜，虚火内炽，故见脚心发热以午后明显，内热逼津液外泄，故见汗多，气血阴阳俱虚，故见双下肢恶风、怕冷。

诊断：

中医诊断：内伤发热 气阴亏虚；西医诊断：高血压病2级，极高危。

治法：平肝活络利水。

处方：

决明子30克 葛根15克 川芎18克 路路通10克
黄芩10克 羌活10克 防风10克 生地黄20克
熟地黄20克 山茱萸30克 珍珠母20克 钩藤20克
茯苓20克 泽泻20克 菊花10克 泽兰10克
猪苓10克 王不留行30克

上方服5剂，每日1剂，凉水煎，分3次服。

按语：祖国医学认为五心烦热为阴虚，但此患者患高血压病，此次临床表现为阳亢湿阻证，故全弃主诉而求责病机而投首证之而获良效，故临诊审因辨析，直入病机之法方能获效。

头痛

案例

姓名：熊某 性别：女 年龄：75岁 初诊时间：2013-7-5

主诉：左侧头部跳痛时作1月余。

现病史：患者诉近1月来左侧头部跳痛时作，时感头晕目眩，心中烦，面红目赤，口干、口苦，双下肢肿胀麻木，晨起为甚，纳呆食少，夜寐欠安，舌质暗红，苔薄黄，脉细弦。

辅助检查:颅脑CT:1.脑干、双侧脑室周围及半卵圆中心多发灶状缺血性梗塞,脑内血管周围腔隙轻度扩张;2.空泡蝶鞍。

辨证分析:患者老年女性,肝阳独亢于上,上扰轻窍,故而头痛时作;肝阳化风,肝风内动而眩晕;气郁而化火,心中烦,夜寐欠安,面红目赤,口干、口苦;而见阳亢于上,阴亏于下,日久筋脉失养、络脉阻滞而见双下肢肿胀麻木;舌质暗红,苔薄黄,脉细弦皆为肝阳上亢之征象。

中医诊断:头痛。

症候诊断:肝阳上亢。

西医诊断:脑梗塞。

治法:平肝活络法。

处方:平肝活络饮加减。

草决明30克　杭芍30克　天麻12克　葛根30克
茯苓20克　泽泻20克　地龙10克　钩藤(后下)15克
川芎20克　川牛膝12克　细辛3克　路路通10克
山茱萸30克　白芷10克　生熟地各20克
白蒺藜30克　珍珠母(先煎)30克

上方服4剂,凉水煎,取汁500毫升,分早、中、晚3次饭后半小时温服。

复诊:2013年7月10日,诉服上药1剂后头痛缓解,再服3剂后头痛未作,精神转佳,纳食睡眠尚可,二便调畅。舌质嫩红,苔薄黄,脉细弦。

三诊:效不更方,再予5剂。

按语:头痛之病因有外感与内伤两端,外感者,其病机为邪壅经脉,气血不畅,经脉绌急;内伤者,病位虽在脑,但与肝、脾、肾关系最为密切,因于肝者,多为肝气郁结化火,上扰清空;因于脾者,或为痰浊内生，或为生化之源不足，气血亏虚，脑脉失养；因于肾者，或为肾虚无以生髓，髓海空虚。患者年逾古稀，脏腑功能亏虚，气血、阴阳同病，脏腑虚实并见，故在治疗时需各方兼顾，清热、平肝、利水、活血、通络、祛风诸法并用，方可取效。此案西医诊断为神经性头痛，较为难治，容易复发，中医辨证属肝阳上亢之证，阳亢扰动清窍，加之年老脏腑阴阳同病，久病入络，临证以多维思辨的思维方式注重个体化诊治的基础上应用老师之治法贯穿全过程。

第四章 临床研究

第一节 胃脘痛慢性萎缩性胃炎病诊疗方案

引言

慢性萎缩性胃炎是慢性胃炎的一种类型，呈局限性或广泛性的胃黏膜固有腺萎缩（数量减少，功能减低），常伴有肠上皮化生及炎性反应，其诊断主要依靠胃镜发现和胃黏膜活组织检查的病理所见。

本病属中医“胃肠病”“痞证”“嘈杂”等范畴。

一、诊断标准

1. 中医诊断标准

（1）胃镜诊断标准：黏膜色泽灰暗、灰白，皱襞细小，呈细颗粒状，黏膜血管显露。萎缩黏膜的范围可以是弥漫的也可以是局部的，甚至是小灶性的，黏膜变薄而凹陷，境界常不明显。

2. 病理诊断

胃固有腺体减少，可有肠上皮化生或假幽门腺化生。

（1）腺体萎缩分级标准：

轻度：黏膜层厚度尚正常、腺体排列尚好，仅有个别或局部腺体萎缩，固有腺体减少 1/3 以内。

中度：黏膜层变薄、腺体排列紊乱，固有层中结缔组织较多，黏膜肌层增厚，腺体减少 1/3 至 2/3。

重度:黏膜明显变薄、腺体减少超过 2/3。

(2)胃黏膜炎症分级标准:

轻度:慢性炎性细胞局限于黏膜浅层,不超过黏膜层的 1/3。

中度:慢性炎性细胞较密集,超过黏膜层的 1/3。

重度:慢性炎性细胞密集,占据黏膜全层。

(3)肠上皮化生分级标准:

轻度:胃黏膜内出现零星的肠化腺体,其量不超过腺体的 1/3。

中度:肠化腺体占腺体的 1/3 ~ 2/3。

重度:肠化腺体占腺体的 2/3 以上,或全部腺体被肠化上皮所替代。

(4)异型增生分级标准:

轻度:黏膜结构和上皮细胞的异型增生很轻微,且肯定为良性病变者。再生型仅限于黏膜浅部,隐窝型则见于黏膜深层。

中度:细胞增生活跃,结构异型和细胞异型较明显。

重度:细胞增生相当活跃,结构异型和细胞异型非常明显,或判定良性、恶性困难者。

二、辨证分型

本病在中医学中主要归属于“胃痞”“嘈杂”“胃脘痛”的范畴。病因病机主要有 感受外邪、饮食不节、七情失和、久病素虚诸劳等,导致胃气郁滞,或者脾胃失养,胃失和降。其基本病位在胃,但与肝、脾的关系密切。中焦气机不利,脾胃升降失职是导致本病发生的病机关键。若日久不愈可导致血行不畅,脉络瘀滞,血络损伤,发生吐血、黑便,甚至积聚(如胃癌)等变证,依其病因病机可分五型:

(一)脾胃虚弱证

病机:中焦气虚,胃失温养。

主证:胃脘隐隐作痛,食后尤甚。

次证:喜暖喜按,纳呆便溏,泛吐清水,神疲乏力。

舌脉:舌淡苔白,脉细。

(二)肝胃不和证

病机:肝失疏泄,横犯脾胃。

主证:胃脘胀痛,攻撑胸胁。

次证:嗳气频作,嗳气吞酸,口干而苦,遇情志变化而加重。

舌脉:舌苔薄白,脉弦。

(三)胃阴不足证

病机:阴津不足,胃失濡养。

主证:胃脘隐痛,嘈杂不适。

次证:胃纳欠佳,口干便结。

舌脉:舌红,苔黄少津,脉细或细弱。

(四)脾胃湿热证

病机:湿热中阻,脾胃受困。

主证:胃脘满闷不适,疼痛不已。

次证:口臭纳呆,便溏不畅。

舌脉:舌苔黄腻,脉滑。

(五)气滞血瘀证

病机:久病入络,瘀血阻胃。

主证:胃脘疼痛,日久不愈,痛有定外,痛如锥刺。

次证:形体消瘦,面色晦滞。

舌脉:舌有瘀斑,脉弦细。

三、治疗方案

(一)治疗原则

消除或削弱攻击因子,增强胃黏膜防御能力,改善胃肠动力,必要时联用中药、抗抑郁药和镇静药。

(二)辨证施治

1.辩证论治

(1)脾胃虚弱证

①治法:健脾益气,行滞止痛。

②处方:香砂六君子汤(《时方歌括》)。

木香 10 克　炒白术 10 克　茯苓 10 克　木香 15 克

半枝莲 15 克　炒薏仁 15 克　丹参 10 克　花蛇舌草 15 克

莪术 10 克　砂仁 3 克(后下)白

③中成药:香砂六君子丸 3 克, 3 次 / 日。

(2)肝胃不和证

① 治法:疏肝理气,和胃止痛。

② 处方:柴胡疏肝散(《景岳全书》)合芍药甘草汤(《伤寒论》)加减柴胡 5 克、白术 10 克、白芍 20 克、法半夏 6 克、黄芩 10 克、仙鹤草 15 克、蛇舌草 15 克、半枝莲 15 克、炒薏仁 15 克、炙甘草 5 克。

③ 中成药:气滞胃痛颗粒,一次 6 片,一日 3 次。

(3)胃阴不足证

① 治法:养阴益胃,和中止痛。

② 处方:一贯煎(《柳州医话》)合芍药甘草汤(《伤寒论》)加减。

南北沙参各 12 克　麦冬 15 克　生地 10 克　玉竹 15 克

白芍 20 克　法半夏 6 克　蛇舌草 15 克　半枝莲 15 克

炒薏仁 15 克　炙甘草 6 克

③中成药:养胃冲剂,5 克,3 次 / 日(5 克 / 袋)。

(4)脾胃湿热证。

① 治法:清热化湿,健脾和胃。

② 处方: 杨学信老师自拟萎胃灵汤药加减。

黄连 10 克　半夏 10 克　生姜 6 克　苍术 10 克

太子参 30 克　黄芪 20 克　莪术 15 克　枳实 15 克

鸡内金 20 克　焦楂 30 克　丹参 30 克　茯苓 15 克

玉 竹 20 克　皂刺 10 克

③ 中成药:摩罗丹 9 克 ,3 次 / 日。

(5) 气滞血瘀证

① 治法:行气活血,通络止痛。

② 处方:萎胃灵基本方和四逆散(《伤寒论》。

太子参 30 克　黄芪 20 克　莪术 15 克　枳实 15 克

柴胡 6 克　甘草 6 克　芍药 10 克　丹参 20 克

当归 12 克　丹参 20 克　山药 20 克　焦楂 30 克

鸡内金 15 克　王不留行 20 克

2. 其他治法(针法)

(1)取穴足三里、肝俞、胃俞,向穴位注射黄芪、当归注射液,可保护胃黏膜、逆转肠上皮化生、防止癌变。

(2)耳针疗法:胃、脾、肝、交感、神门。

(3)羊肠线穴位埋入:利用肠线持续刺激俞穴达到疗效,取胃俞、中脘为主穴,辨证配穴,采用多向埋线法。

(4)拔罐及耳压:背俞穴拔罐或采用针刺华佗夹背穴加背俞穴拔罐、点穴;或以中医辨证取穴针刺的同时,辅以耳穴贴压,取脾、胃、肝、大肠、小肠、神门等穴,用磁珠对准上述穴位贴上,以手压觉痛为适,嘱患者每日自行以手按压 4 ~ 6 次,每次 1 分钟,5 天后取下;或以脾、胃、神门,皮质下胃为主穴辨证配穴,配合中药健脾益肾,理气活血剂。

(三)西医治疗

1. 消除或削弱攻击因子

(1)根除 Hp:质子泵抑制剂(PPI)为中心三联方法,即 PPI 标准计量 + 阿莫西林 1.0 克 + 克拉霉素 0.5 克(痢特灵 0.1 克),均一日两次,疗程一周;PPI 标准计量 + 痢特灵 0.1 克＋克拉霉素 0.5,均一日两次,疗程一周。

(2)铋剂为中心:丽珠得乐标准剂量 + 阿莫西林 1.0 克(克拉霉素 0.5 克)+ 痢特灵 0.1 克,均一日两次,疗程一周。

(3)复治病例:PPI 标准计量 + 雷尼替丁枸橼酸铋(RBC)0.35 克 + 阿莫西林 1.0 克 + 克拉霉素 0.5 克(痢特灵 0.1 克)组成四联疗法,疗程一至二周;或 PPI 标准计量 + 雷尼替丁枸橼酸铋(RBC)0.35 克 + 痢特灵 0.1 克 + 克拉霉素 0.5 克,疗程一至二周。

2. 抑酸或抗酸治疗——适用于胃黏膜糜烂或以烧心、泛酸、上腹饥饿痛等症状为主要表现者,根据病情或症状的严重程度,选用抗酸剂、H2 受体阻滞剂或质子泵抑制剂,如氢氧化铝、雷尼替丁或洛赛克。

3. 针对胆汁反流——服用非甾体类抗炎药等原因导致的胃黏膜损伤,可分别给予铝碳酸镁或氢氧化铝凝胶等药物。

4. 保护胃黏膜——适用于有胃黏膜糜烂、出血或症状明显者,药物包括兼有杀菌作用的胶体铋、兼有抗酸和胆盐吸附作用的铝碳酸制剂(达喜 0.5tid 餐后 1 小时嚼服)和有黏膜保护作用的硫糖铝(迪先 10 毫升 bid)等。

5. 促进胃动力——适用于腹部饱胀、早饱等症状为主者,可选用吗丁啉或莫沙比利等。吗叮啉 10 毫克 tid、莫沙比利 5 ~ 10 毫克 tid。

6. 抗抑郁治疗——抗抑郁药和镇静药:适用于睡眠差、有明显精神因素者,可配合给予谷维素或舒乐安定等,以减轻精神症状。

7. 内镜下治疗——慢性萎缩性胃炎伴重度异型增生系癌前病变,可考虑行内镜下黏膜剥离切除术。

四、诊疗策略选择

(一)诊治流程 消化不良症状

问诊、查体胃镜 /gI,其他相关检查(排除器质性疾病),经验治疗

2 周(根除 HP、抑酸、促胃动力等)。慢性萎缩性胃炎,非慢性萎缩性胃炎无效、有效辨证论治,经验治疗 2 周,相应诊治,停药,随访(根除 HP、抑酸、促胃动力等)有效无效停药随访大剂量 PPI 或重新评估诊断慢性胃炎非慢性胃炎行为、心理治疗 相应治疗抗抑郁治疗中医辨证治疗路径。

(二)辨证要点

1. 按辨证分型组方中药治疗，可单独用于慢性萎缩性胃炎;或与西药同时应用,有助于症状改善。

2. 肝胃不和证伴有胃中灼热、苔黄者,加黄连、栀子以清降胃火;如自觉胃脘发凉、喜热饮者,加吴茱萸、干姜以温中散寒;气郁甚者加佛手或炒枳壳、麦芽;嗳气甚者加刀豆壳;胆汁反流者加金钱草;泛酸甚者加煅乌贼骨、白芨、大贝母;夜寐不佳者加百合、夜交藤等。

3. 脾胃虚弱证伴腹胀痛甚者加佛手、枳壳;热甚者加栀子、蒲公英;便溏者加炒楂曲、黄芪;纳少者加焦三仙等。

4. 脾胃湿热证伴气滞腹胀加厚朴、大腹皮;热盛便秘加大黄、槟榔;纳少者加神曲、鸡内金。

5. 胃阴不足证有恶寒又见大便干结甚者,加肉苁蓉、莱菔子;腹胀痛甚者加香橼皮、佛手;阴虚胃热甚者加石斛、天花粉等。

6. 气滞血瘀证伴胃痛重者加延胡索,腹胀甚加厚朴、青皮,消化不良加焦三仙;如有出血者加白芨、参三七等。

(三)治疗特点

消除或削弱攻击因子,包括辛辣、烟、酒饮食刺激,根除幽门螺杆菌、停用非甾体类消炎药等;增强胃黏膜防御;促进胃动力;必要时加用抗抑郁药和镇静药;强调门诊随访,定期胃镜检查,早期发现重度异型增生,必要时行内镜下黏膜剥离切除术。

五、疗效评判

1.西医症状疗效评定标准

治愈:症状消失;

好转:症状减轻;

未愈:症状不变。

2. 中医症状疗效评定标准

痊愈:临床症状、体征消失或基本消失,治疗后症候积分减少≥95%;

显效:临床症状、体征明显改善,治疗后症候积分减少≥70%;

有效:临床症状、体征改善,治疗后症候积分减少≥30%;

无效:临床症状、体征无改善,治疗前后症候积分减少<30%。

注:计算公式(尼莫地平法)为[(治疗前总积分 – 治疗后总积分)/ 治疗前积分]×100%。

胃镜及组织学疗效判定:

临床痊愈:腺体萎缩恢复正常或消失;

显效:腺体萎缩基本恢复正常,或减轻 2 个级差;

有效:腺体萎缩减轻 1 个级差;

无效:无改善或加重。

第二节 眩晕高血压病诊疗方案

引言

眩晕是指头昏目眩,视物旋转,轻者闭目即止,重者如坐车船,甚则仆倒为主的一组临床症候群。相当于现代医学的高血压病,因其发病率、致残率、致死率居高不下,故危害性极大。

历代医家认为眩晕的发生,多由肝风、痰火、瘀阻、阴虚等引起。现代中医药治疗高血压病,不仅可以降低血压,缓解症状,还可以改善患者的生活质量,具有诸多优势。

我科在认真总结、分析、评估2008版及2009版眩晕中医诊疗方案的基础上,进一步优化整理出2010版眩晕中医诊疗方案。

一、诊断标准

1. 中医诊断标准

参考1994年国家中医药管理局发布的《中医病证诊断疗效标准》(ZY/T001.2-94)之 诊断。

1.1 头昏目眩,视物旋转,轻者闭目即止,重者如坐车船,甚则仆倒。

1.2 可伴有恶心呕吐,眼球震颤,头疼耳鸣,汗出,面色苍白等。

1.3 慢性起病,逐渐加重,或反复发作。

1.4 血红蛋白、红细胞计数,测量血压,心电图,电测听,脑诱发电位,眼震电图及颈X线摄片,经颅多普勒等项检查,有助于诊断。有条件者可作CT、MRI检查。

1.5 应注意排除颅内肿瘤、血液病等。

2.中医辨证分型

中医认为眩晕的发生主要是由饮食失常、精神紧张及年老体衰所致,病位在脑,但与心、肝、脾、肾密切相关,其中又以肝为主,临床诊治当首辨虚实。一般而言,实则肝阳上亢,兼及痰浊瘀血,肝阳亢盛,痰浊上蒙,瘀血阻蔽所致;虚则多见肝肾阴虚兼及心脾,阴虚于下,水不涵木,脑髓失养使然。

(1)阳亢湿阻证

主症:眩晕,耳鸣。

次症:头沉如蒙,肢体肿胀,心烦易怒,小便不利。

舌脉:舌红,苔黄腻。

(2)痰瘀互结证

主症:眩晕,头重或痛。

次症:风痰上扰者:头重如裹,胸脘痞闷,纳呆恶心,身重困倦。

瘀血阻络者:头痛如刺,痛有定处,胸痛心悸,手足麻木。

舌脉:舌质暗红,苔黄腻或白腻,脉弦数。

(3)阴虚阳亢证

主症:眩晕,烦躁易怒,腰膝酸软。

次症:肝阳亢盛者:头部胀痛,面红目赤,胁痛口苦,便秘溲黄。肾阴亏虚者:五心烦热,口干口渴,失眠梦遗。

舌脉:舌红,苔黄,脉细数。

(4)气血两虚证

主症:头昏耳鸣,少气乏力。

次症:动则气短,头部空痛,自汗或盗汗,心悸失眠。

舌脉:舌质淡,脉沉细。

二、中医药治法

眩晕多为虚实夹杂,本虚标实之证,故治疗大法为补虚泻实,调整阴阳气血。

(一)内治法

1. 阳亢湿阻证

治法:清热化湿,利水和络。

处方:杨学信调压汤。

草决明 30 克　珍珠母(先煎)30 克　杭芍 30 克　天麻 12 克
葛根 30 克　钩藤(后下)15 克　茯苓 20 克　泽泻 20 克
地龙 10 克　川芎 20 克　川牛膝 12 克　路路通 10 克
野菊花 15 克　生熟地各 20 克

加减:

心烦不寐者,加夜交藤 30 克、瓜蒌 10 克、炒枣仁 30 克;

眩晕耳鸣较甚者,加代赭石(先煎)30 克、磁石 30 克;

脘闷恶心者,加半夏 10 克、生姜 10 克;

湿郁化火者,加栀子 10 克、黄连 3 克;

肢体麻木者,加木瓜 15 克、桑枝 10 克;

瘀血甚者,加水蛭 3 克、桃仁 10 克、赤芍 10 克。

中成药:清脑复神口服液,祛湿化瘀,通络定眩。

每次 1~2 支,每日 3 次,疗程 4 周。

2. 痰瘀互结证

治法:健脾祛痰,化瘀通络。

处方:《医学心悟》半夏白术天麻汤合《医林改错》通窍活血汤。

清半夏 10 克　白术 15 克　天麻 10 克　珍珠母(先煎)30 克

茯苓 10 克　陈皮 10 克　生薏仁 30 克　钩藤(后下)15 克

地龙 10 克　川芎 10 克　红花 10 克　石菖蒲 10 克

加减:胸痹心痛者,加丹参 30 克、元胡 10 克、瓜蒌 10 克、薤白 10 克;

眩晕较甚者,加代赭石(先煎)30 克、竹茹 10 克、生姜 3 片,旋覆花(包煎)10 克;

脘闷纳差者,加砂仁(后下)5 克、豆蔻(后下)10 克、焦三仙各 30 克;

耳鸣重听者,加磁石(先煎)30 克、蝉蜕 5 克、川牛膝 15 克;

痰郁化火者,加天竺黄 10 克、黄连 10 克;

身重麻木者,加胆南星 6 克、僵蚕 10 克;

瘀血甚者,加水蛭 3 克、桃仁 10 克、赤芍 10 克。

中成药:定眩胶囊,活血化瘀,通络定眩。

每次 5 粒,每日 3 次,疗程 4 周。

3. 阴虚阳亢证

治法:平肝潜阳,滋阴清热。

处方:《杂病证治新义》天麻钩藤饮加减。

钩藤(后下)15 克　天麻 10 克　黄芩 10 克　栀子 10 克
石决明(先煎)30 克　川牛膝 15 克　丹皮 10 克　夏枯草 10 克
车前草 30 克　制大黄 10 克　薄荷 10 克

加减:肝阳亢盛者,加龙胆草 10 克、菊花 10 克;

肝肾阴虚较甚,可加枸杞 10 克、制何首乌 10 克、生地黄 10 克、麦冬 10 克、玄参 10 克;

目赤便秘者,可选用决明子 30 克、菊花 10 克;

眩晕麻木或震颤者,加鸡血藤 10 克、龙骨(先煎)30 克、牡蛎(先煎)30 克、全蝎 3 克;

阴虚火旺者,加知母 10 克、黄柏 5~10 克、地骨皮 10 克等;

兼见失眠、多梦、健忘诸症者,加阿胶(烊化)10 克、炒枣仁 15~30 克、柏子仁 10 克。

中成药:知柏地黄丸(浓缩丸),滋阴清热。

每次 8 粒,每日 3 次,疗程 2 周。

4. 气血两虚证

治法:补益气血,健运心脾。

处方:《济生方》归脾汤加减。

党参 10 克　黄芪 15 克　白术 l0 克　茯苓 10 克
当归 10 克　白芍 10 克　木香 10 克　鸡内金 30 克
阿胶(烊化)10 克　珍珠母(先煎)30 克　炒枣仁 15~30 克

加减:兼见气短乏力,纳少神疲者,可合用补中益气汤;

自汗出易于感冒者,当重用黄芪 15~30 克、加防风 10 克、浮小麦 30 克;

脾虚湿盛,腹泻或便溏,腹胀纳呆者,可加薏仁 10 克、白扁豆 10 克、泽泻 10 克等,当归炒用;

形寒肢冷,腹中隐痛者,可加桂枝 10 克、干姜 5 克;

血虚较甚,面色日光白,唇舌色淡者,可加紫河车粉冲服 3 克;

心悸怔忡,少寐健忘者,可加夜交藤 30 克,柏子仁、合欢皮各10克。

中成药:诺迪康胶囊,益气养血,活血通络。

每次 2 粒,每日 3 次,疗程 4 周。

(二)外治法

【非药物特色治疗方案】

1. 针刺法

(1)辨证施针

痰瘀互结证:选用手厥阴、足阳明、足太阴等经穴

如中脘、丰隆、归来、血海、章门。

阴虚阳亢证:选用背腧穴、足少阳、督脉等经穴

如太溪、肝俞、三阴交、风池、行间。

气血两虚证:选用任脉、足阳明、足太阴等经穴

如气海、血海、中脘、足三里、脾腧。

以上腧穴隔日针刺 1 次,手法虚补实泻,虚者还可配合灸法,每次留针 30 分,中间强刺激 1 ~ 2 次,加电针效果更好。连续 14 次为一疗程。

(2)耳针

取穴:心、肾、交感、肾上腺、降压点等穴。

方法:任取其中 3 ~ 4 穴,两耳交替针刺,一般留针半小时左右,每日 1 次。

三、康复措施

眩晕的康复重点有两个:一是防止并发心脑血管危症;二是防治“劳复”“食复”“意复”。

眩晕最危险的并发症就是中风和真心痛,故在康复措施中要强调避免情志的突变,特别要“制怒”,大便干结时勿用力努挣,适量用

“开塞露”或泡决明子、菊花等,或服芦荟胶囊,以润肠通便。活动时注意轻柔,不要急骤弯腰低头。外出时谨防感冒,及时退热祛表等。

眩晕最易复发,迁延难愈,常累及心、脑、肾等脏器。防治复发的关键是防“三复”:“劳复”,由于劳累过度或者房事不节,常致眩晕发作,因此在康复阶段要注意避免劳累和节制房事;“食复”,眩晕症状消失后,患者易放松警惕,饮食失常,是烟酒无度,暴饮暴食,动物食品过量摄入而复发,故在康复阶段应当强调节制饮食,继续保持清淡的饮食习惯;“意复”,避免情志激烈波动是康复期的要务,应嘱患者保持平静的心态、乐观的情绪及和谐的境界,不躁不怒,无忧无虑,谨防“意复”。

四、症候计分及疗效评价

1. 中医症候计分定量标准

0 分:无症候;

1 分:上症较轻,偶尔出现,不影响工作和生活;

2 分:上症时轻时重,间断出现,不影响工作和生活;

3 分:上症明显,经常出现,不影响工作和生活;

4 分:上症持续出现,影响工作和生活。

2. 中医症候疗效评定标准

显效:治疗后症候全部消失,或治疗后症候积分较治疗前减少70%以上者。

有效:治疗后症候积分较治疗前减少 50% ~ 70%者。

无效:治疗后症候积分较治疗前减少不足 50%者。

加重:治疗后症候积分超过治疗前者。

五、护理规范

(一)一般常规护理

1.病室内环境宜安静,避免噪音干扰,室内光线宜柔和、稍暗,温湿度适宜。阴虚、阳亢者居室宜凉爽。

2.重症宜卧床休息，轻症者闭目养神，改变体位时动作要缓慢，避免深低头、旋转等动作，眩晕重者的坐椅、床铺避免晃动。

3.每日测血压一次，平稳后改为每周测 1 ~ 2 次,或遵医嘱。

4.观察眩晕发作的时间、程度、诱发因素、伴发症状及血压、舌苔、脉象等变化，做好记录。若见头痛剧烈、呕吐、视物模糊、语言謇涩、肢体麻木或行动不便、血压持续上升时应立即报告医师。

(二)中医特色辨证施护

1. 生活指导

中医学认为嗜酒肥甘可致脾胃积热, 灼伤脾肾阴; 亦可损伤脾胃，痰浊内阻，清阳不升，也可诱发眩晕证。超重和肥胖是高血压病发病的危险因素。导致肥胖的原因是人体摄入与消耗平衡失调致使机体脂肪的过度蓄积。减重的方法是减少总热量的摄入，如少食油炸食品、快餐等；增加有氧体育锻炼如快步走、太极拳、健美操、慢跑、气功等。每日进行 1 ~ 2 个运动单元的运动，达到轻至中度的运动强度，并认真填写运动记录。

2. 药物指导

根据患者血压状况，针对患者入院时的评估情况，护理指导人员反复宣讲眩晕证病人的用药原则和正确用药的益处。配置服药盒，使患者定时定量用药，防其漏服、多服及不按时服用。

3. 饮食指导

根据“食药同源”的原理和“食药同治”的理论进行食疗，如痰浊内阻，痰瘀互结，清阳不升的患者，需饮食清淡，忌食油腻甜黏、辛辣等刺激性食物及臭豆腐、公鸡肉、鸭肉等食品，少食含胆固醇高的食物如动物内脏、蛋黄等；痰湿重者可给薏仁粥、山药粥以健脾除湿；肝阳偏亢者，可食用植物油、紫菜、山楂、黑木耳、海蜇、芹菜、马兰头凉拌菜,常食绿豆汤、荠菜汤等;血脂过高患者可服三七花泡水代茶;肥胖病人适当控制食量,不宜过饱;而在盐的摄入方面,要求患者在入院后的前两个月时间内摄盐量减少1/2以上,以后开始每人每日食盐量不超过6克(世界卫生组织的建议要求),并禁食腌制小菜。

4. 心理指导

采用一对一的方式,护患共同分析治疗中出现的反复、血压波动及不良因素影响的原因,允许病人发泄心中的不满,鼓励病人说出引起焦虑、烦躁的原因或感受,使之保持稳定的情绪,改变其急躁、易怒的性格,避免情绪激动或过度紧张,保持乐观态度,由配合治 疗转为主动参与治疗,提高治疗的依从性。

参考文献

1. 钱元良.中医对高血压病因病机的分析.世界健康杂志,2006,3(9):126~127

2. 孙伯扬.高血压病的辨证论治.实用中西医结合杂志,1991,4(5):260

3. 吕志杰.降压延寿汤治高血压病87例临床观察.新中医,1990,22(11):22~24

4. 申春悌,陈炳为,沈春锋.应用循证方法探索古文献高血压病的症候要素.辽宁中医杂志,2007,34(10):1400~1402

5. 沈绍功.沈绍功中医方略论.北京:科学出版社,2004:1~5

6. 郑筱萸.中药新药临床研究指导原则.北京:中国医药科技出版社,2002:73~77

第三节　中医胸痹心痛(冠心病)诊疗方案

引言

胸痹是由于心脉气血不足,气滞血瘀所致的以胸痛、气憋、舌下脉络青瘀为主症的一组临床症候群。胸痹相当于现代医学的冠心病心绞痛。因其复发率、病死率高,严重危害人类的身心健康和生活质量,给家庭和社会带来沉重的负担。

中医学认为胸痹的基本病机为本虚标实,以脏腑气血阴阳亏损、功能失调为本;痰浊、血瘀、寒凝、气滞等痹阻心阳、阻滞心脉为标,诸因素交互为患,心脉不通或心脉失荣则发病。中医药治疗胸痹坚持整体辨证思维,具有标本同治、多靶点、多途径、多环节的干预特点及个体化治疗的优势,尤其在预防、缓解,改善症状,减少复发,提高生活质量方面有独到之处。尤其是自王永炎院士提出“毒损心络”是动脉硬化斑块和胸痹产生的主要病理因素以来,现代中医早已把胸痹辨证的着眼点聚焦到“痰瘀互结,毒损心络”之症侯,而治疗则侧重于祛痰化瘀、解毒通络为基本大法,且收到了很好的临床疗效。

一、诊断标准

1.中医诊断标准

参考1994年国家中医药管理局发布的《中医病证诊断疗效标准》(ZY/T001.2-94)诊断。

(1)膻中及左胸膺部突发憋闷而痛,疼痛性质有闷痛、灼痛、绞痛、刺痛、隐痛等不同。疼痛常可窜及肩背、前臂、咽喉、胃脘部等,甚至可沿手少阴、手厥阴经循行部位窜至中指或小指,呈发作性或持续不解。常伴有心悸气短、自汗,甚则喘息不得卧。

(2)突然发病,时作时止,反复发作。严重者可疼痛剧烈,汗出指冷,面色苍白,唇甲青紫,芳香温通药物不能缓解,可发生心脱、心衰、猝死等危候。轻者几秒至数分钟,经休息或服用芳香温通药物后可迅速缓解。

(3)多见于中年以上,常因情绪波动、寒冷刺激、饱餐、疲劳而诱发。

(4)静息心电图,动态心电图,运动试验或冠脉造影以明确诊断,血脂、血糖、肌钙蛋白、心肌酶谱测定可有助于诊断。

2.中医辨证分型

中医认为胸痹的发生主要与素体虚损,外邪侵袭,饮食失节,情志失调等因素有关。常由劳累过度、情绪激动、精神抑郁、寒冷、暴食、悲伤过度、酗酒、过喜等诱发。本病病位在心及心之脉络,并涉及肝、脾、肾三脏。总属本虚标实,虚实夹杂之证,辨证首先辨别虚实,分清标本,其次要辨病情轻重。胸痹临床常见证类为毒热痰瘀、心络痹阻证,其他依次为心阳不振、寒凝心脉证,气阴两虚、心血瘀阻证,心胃蕴结、气机失畅证。

(1)毒热痰瘀、心络痹阻证

主症:胸闷重而痛,心烦。

次症:头身困重,口干舌燥,滋食肥厚,痰多体胖。

舌脉:舌红苔浊黄腻,脉滑或弦数。

(2)心阳不振、寒凝心脉证

主症:心胸闷痛时作,遇寒痛甚;甚则心痛彻背,背痛彻心。

次症:形寒心惕,面白肢凉,精神倦怠,汗多肿胀。

舌脉:舌质淡胖,苔白腻,脉沉细弱或结代,甚则脉微欲绝。

(3)气虚血瘀、心血瘀阻证

主症:心胸刺痛频作,劳则加剧。

次症:气短乏力,面色晦暗,声怯自汗,怔忡多梦。

舌脉:舌胖大有齿痕,脉细弱。

(4)心胃蕴结、气机失畅证

主症:胸脘闷痛,痞满不适。

次症:心烦易躁,胸脘胀满,纳呆恶心,呃逆时作。

舌脉:舌质红暗,苔黄薄腻,脉细弦。

二、中医药治法

中医药论治胸痹不外乎“补”“通”两义,实证者以“通脉”为主,虚证者当以“补虚”为主,或补中寓通,通中寓补,通补兼施,慎当明辨。

（一）内治法

1.毒热痰瘀、心络痹阻证

治法：清解毒热、化痰通络止痛。

处方：杨学信愈冠清心化瘀方。

二花 15 克　山慈菇 30 克　三七粉（冲）3 克　丹参 30 克

赤芍 12 克　瓜蒌 12 克　茯苓 15 克　焦楂 30 克

元胡 20 克　生甘草 15 克

加减：痰黏稠、色黄、大便干、苔黄腻者，加酒军 6 克，黄连 6 克，竹沥 10 克；

偏瘫、麻木、舌颤抖者，加天竺黄 10 克、地龙 6 克；

胸闷如窒，绞痛阵发，舌暗紫、瘀斑者，加桃仁 12 克、红花 12克。

中成药：葛兰心宁软胶囊，祛痰通络，宽胸止痛。

每次 3 粒，每日 3 次，疗程 4 周。

2. 心阳不振、寒凝心脉证

治法：温阳宣痹、散寒通络止痛。

处方：《伤寒论》当归四逆汤、《金匮要略》瓜蒌薤白白酒汤加减。

桂枝 10 克　当归 12 克　芍药 9 克　细辛 3 克

干姜 6 克　薤白 10 克　瓜蒌 12 克　白茅根 15 克

鹿角霜 6 克　制附子（生煎）12 克

加减：兼唇舌紫暗，脉涩者，加降香（后下）12 克、檀香 12 克、乳香 12 克、没药 12 克；

兼苔白厚腻，脉滑者，加菖蒲 12 克、胆南星 12 克、苍术 15 克、莱菔子 30 克；

兼气短，动则加重者，加人参（另煎）10 克、炙黄芪 30 克；

兼大汗淋漓、脉微欲绝者，加生龙牡（先煎）各 30 克；

兼尿少、浮肿者，加茯苓 30 克、猪苓 15 克。

中成药:补心气口服液,温补心肾,益气助阳。

每次1~2支,每日3次,疗程4周。

3. 气虚血瘀、心血瘀阻证

治法:益气活血,宣痹通脉止痛。

处方:杨学信愈冠心痛灵汤。

黄芪30克　太子参15克　三七粉(冲)3克

元胡15克　川芎12克　葛根20克

加减:兼唇舌紫暗,胸痛甚者,红花12克、全蝎6克;兼心悸、心烦、失眠者,加酸枣仁30克、柏子仁12克。

中成药:复方丹参滴丸,益气活血,通络止痛。每次10粒,每日3次,疗程4周。振源胶囊,益心养血,宣痹通络。每次3粒,每日3次,疗程4周。

4.心胃蕴结、气机失畅证

治法:理气和胃,畅络止痛。

处方:杨学信愈冠理气化瘀方。

柴胡15克　元胡15克　川楝子10克　黄芪30克

生薏仁30克　莪术15克　川芎15克　赤芍15克

枳实15克　川朴10克　焦山楂30克　鸡内金15克

炒香附10克　丹参30克　青陈皮各15克　旋覆花包15克

中成药:疏肝快胃丸,疏肝理气,和胃止痛。每次口15粒,每日3次,疗程2周。

(二)外治法

【非药物中医特色治疗方案】

1.体针

(1)辨证施针取心俞,巨阙,膻中,内关,厥阴俞,神门等穴。

辨证配穴:毒热痰瘀、心络痹阻: 间使、丰隆、曲池;

心阳不振、寒凝心脉:关元、三阴交、气海;

气阴两虚、心血瘀阻:阴陵泉、三阴交、太冲;

心胃蕴结、气机失畅:内关、太冲、中脘;

每日1次,10~12天为一个疗程,疗程期间休息3~5天。

以标实为主行泻法,以本虚为主行补法并可加灸。

(2)耳针

取心、肾、小肠、交感、神门、皮质下、肾上腺等耳穴。

方法:任取其中3~4穴,两耳交替针刺,一般留针半小时左右,每日1次。10次为一个疗程。

三、疗效评定

1.中医症候计分定量标准

(1)4分:心痛、气短、烦热、闷胀、肢凉、舌脉异常等症明显,经常持续出现,影响工作和生活。

(2)3分:上症明显,经常出现,不影响工作和生活;

(3)2分:上症时轻时重,间断出现,不影响工作和生活;

(4)1分:上症较轻,偶尔出现,不影响工作和生活;

(5)0分:无症候或症候消失。

2.中医症候疗效评定标准

(1)显效:治疗后症候全部消失,或治疗后症候积分较疗前减少70%以上者。

(2)有效:治疗后症候积分较治疗前减少50%~70%者。

(3)无效:治疗后症候积分较治疗前减少不足50%者。

(4)加重:治疗后症候积分超过治疗前者。

四、中医护理规范

(一)一般常规护理

1. 室温不宜过冷过热,因冷与热会诱发心痛发作;心痛发作时要绝对卧床休息,严密监护,应保持环境安静。

2. 观察心痛类药物的不良反应。如亚硝酸类用药后常有头痛发,头胀,面红,头昏血管扩张作用的表现。对此药物敏感者易发生直立性低血压。

3. 严密观察心率,心律,疼痛部位,性质,持续时间及用药后是否好转;夜间应加强巡视,因心痛常在夜间及清晨发作。

(二)中医辨证施护

1.饮食护理

饮食不节或偏嗜,损伤脾胃,运化失健,聚湿失痰,痰阻脉络,则气滞血瘀,胸阳失展而加重病情,应禁烟酒,饮食宜清淡,易消化而富有营养,多食水果,新鲜蔬菜,保持大便通畅,多食山楂,降血脂,活血化瘀,少食多餐,过饱会加重心脏负担,诱发胸痹的发作。

2.情志护理

中医认为人的情志状态疾病的发生、发展与治疗都有很大影响,情志护理是建立在尊重人、关心人、爱护人的人道主义思想之上的。

3. 环境护理

中医整体观认为环境和人是一个统一的整体。为患者创造一个舒适、安静的治疗环境是十分重要的。保持室内温度适宜,空气流通,使患者纳气吐新,以增强气血运行,保持床铺干净整齐,保持室温与湿度适宜,保持病区安静,使患者心情愉快,怡情悦志,以利气血通达。此外应指导患者春防风,夏防暑,长夏防湿,秋防燥,冬防寒,已免六淫之邪侵袭机体而加重病情。

4. 起居护理

胸痹发作时应使其卧床休息, 轻者则保持适当的体力活动,逐步加强锻炼,以不致发生不适为宜,以助气血流畅和疾病的恢复。一般不需卧床休息,养起按时排便的习惯,保持大便通畅,大便干结者,早起可饮一杯淡盐水，以滋阴润肠通便，忌排便努责，防加重病情。

5. 服药护理

择时服药的机理根植于中医阴阳学说的观点，以及人体内阴阳变化调节的规律性。强调根据人体气血盛衰变化，阳药用于阴时，阴药用于阳时，升药用于降时，而降药用于升时，根椐八纲辨证确定服药的温度，即“寒者热之”“热者寒之”的服药原则，以提高药力等。

参考文献

1. 于涛，曹洪欣.胸痹(冠心病)病机演变探微.中医药信息，2004，21(2)：1~3

2. 李军，王阶.病证结合的冠心病心绞痛病因病机探讨.中国中医基础医学杂志，2007，13(7)：531~533

3. 韩学杰，沈绍功.痰瘀同治方对实验性动脉粥样硬化家兔心肌的影响.中国医药学报，2000，15(5)：31~33

4. 吴辉，于扬文，吴伟，等.116例冠心病患者中医症候及病因分析.江苏中医，2004，25(10)：30~31

5. 李芳，樊相军.胸痹诱发因素与辨证分型的调查分析.人民军医，2001，4(8)：484~486

6. 沈绍功，王承德，闫希军.中医心病诊断疗效标准与用药规范.北京：北京出版社，2001：3~4

第四节　中医心悸病(心律失常)诊疗方案

引言

心悸是指自觉心慌不安，心跳剧烈，不能自主，脉率紊乱为主的一组临床症候群。相当于现代医学的心动过缓、过速，心律失常及异位心律等。据统计，心悸的发生率可随年龄的增长而增高，严重危害着人类的健康和生命。祖国医学认为，心悸是由气血阴阳亏虚，或痰饮瘀血阻滞，导致心失所养，心脉不畅，心神不宁，引起心中急剧跳动，惊慌不安，不能自主为主要表现的一种心系疾病。心悸发作时常伴有气短、胸闷，甚至眩晕、喘促、晕厥；脉象或数、或迟、或节律不齐。心悸包括惊悸和怔忡。治疗则重视调节疾病累及或相关脏腑的气血功能，纠正因气、血、痰、瘀等导致的盛衰变化。

一、诊断标准

1. 中医诊断标准

参考1994年国家中医药管理局发布的《中医病证诊断疗效标准》(ZY/T001.2-94)诊断。

(1)自觉心慌不安，心跳剧烈，不能自主，常伴有胸闷不适，气短，乏力，头晕，甚至喘促，肢冷汗出，或见晕厥。

(2)听诊示心搏或快速，或缓慢，或忽跳忽止，或伴有心音强弱不等；脉象可有数、疾、促、结、代、沉、迟等变化。

(3)发作常由情志刺激、惊恐、紧张、劳倦过度、饮酒饱食等因素而诱发。

(4)除应详细询问病史、诱发因素、伴随症状，并仔细进行体检外，一般应作心电图、血常规等检查，必要时作超声心动图、X线胸透或摄片、抗"O"、T3、T4等检查，以助病种的鉴别与症候的辨别。

2. 中医辨证分型

(1)心血亏损证

主症：心悸不宁，善惊易恐，稍惊即发，劳则加重。

次症：胸闷气短，自汗，坐卧不宁，恶闻声响，失眠多梦而易惊醒。舌脉：舌淡红，苔薄白；脉动数，或细弦而结代。

(2)心脾两虚证

主症：心悸气短，失眠多梦，思虑劳心则甚。

次症：神疲乏力，眩晕健忘，面色无华，口唇色淡，纳少腹胀，大便溏薄。

舌脉：舌质淡，苔薄白；脉细弱。

(3)阴虚火旺证

主症：心悸失眠，眩晕耳鸣。

次症：形体消瘦，五心烦热，潮热盗汗，腰膝酸软，视物昏花，两目干涩，咽干口燥，筋脉拘急，肢体麻木，急躁易怒。

舌脉：舌质红少津，苔少或无；脉细数。

二、中医药治法

中医对心悸的治疗是根据病变的主要部位在心，症候表现为虚实挟杂，以虚为主的特点，制定以补虚为主，祛邪为辅的基本治疗原则。然而中医的整体观念认为，心悸虽然病位在心，但五脏六腑的功能失调均能相互影响，相互波及，故临证还要视脏腑亏虚的程度不同，或是补益气血之不足，或是调理阴阳之盛衰，以求阴平阳秘，使脏腑功能恢复正常，气血运行调畅，此补虚一也；本病又包括因虚致实，如脾虚运化失调生痰，气虚血运不畅致瘀，以痰饮内停及瘀血阻络为常见病因，故健脾化痰涤饮，益气活血祛瘀也是心悸常用之治法，此祛邪二也；再之，心悸又可引起不寐和眩晕等心神不安症状，皆因心主神明，心主血，心气通于脑，故治疗时常在补虚及祛邪的基础上加用养心安神，或镇心安神，补益心血的方药。

(一)内治法

1. 心血亏损证

治法：镇惊定志，养心安神。

处方：杨学信归松复律汤。

当归30克　黄芪30克　山萸肉30克　生熟地各30克
炒白芍30克　甘松30克　茯神20克　黄连10克
焦楂30克　炙甘草15克　阿胶10克　丹参30克

龙齿 30 克　　柴胡 15 克

加减:气虚自汗甚者,加麻黄根 10 克、浮小麦 30 克、失眠多梦者,加炒枣仁 30 克;

胸闷如窒,心痛阵发,舌暗紫、瘀斑者,加桃仁 12 克、红花 12克。

中成药:稳心颗粒,养心通络,镇静复律。每次 1 袋,每日 3 次,疗程 4 周。

2. 心脾两虚证

治法:益气健脾,补血安神。

处方:归脾汤加减。

当归 12 克　　龙眼 10 克　　黄芪 15 克　　太子参 15 克

白术 15 克　　炙甘草 15 克　　茯神 12 克　　远志 15 克

炒枣仁 30 克　木香 12 克　　生龙牡各 15 克

加减:纳呆腹胀者,加陈皮 12 克、鸡内金 12 克、焦三仙各 12 克;

阳虚甚汗出肢冷,脉结代者,加附片 10 克、桂枝 12 克、煅龙牡各 30 克;

心悸气短,五心烦热,气阴两虚者,合炙甘草汤。尿少、浮肿者,加茯苓 30 克、猪苓 15 克。

中成药:归脾丸(浓缩丸),健脾养心,安神定志。每次 10 粒,每日 3 次,疗程 4 周。

3. 阴虚火旺证

治法:滋阴降火,宁心安神。

处方:天王补心丹加减。

生地 15 克　　玄参 30 克　　麦冬 12 克　　天冬 12 克

当归 15 克　　丹参 30 克　　党参 15 克　　茯苓 12 克

桔梗 10 克　　远志 12 克　　酸枣仁 30 克　柏子仁 15 克

黄连 6 克　　阿胶(烊化)10 克

加减:善惊易恐者,加珍珠母30克、生龙牡各15克。

潮热盗汗者,加麻黄根10克、浮小麦30克。

舌红苔黄腻者,加竹茹10克、天竺黄10克、远志10克、石菖蒲10克。

中成药:滋心阴口服液,滋阴益血,安神定志。每次1支,每日3次,疗程4周。

(二)外治法

丁氏将桂枝、葛根、苦参、三七、冰片、甘松、丹参制成软膏,取膻中、心俞、心前区或背部阿是穴贴敷,用于一般心律失常均有效。

(三)非药物中医特色治疗方法

1. 辨证施针

针刺内关、三阴交、通里。取手厥阴心包经,手少阴心经,足太阳膀胱经穴为主,可交替进行。

辨证配穴:

心血虚损证: 阳陵泉、太冲、大陵;

心脾两虚证:足三里、三阴交、血海;

阴虚火旺证:阴陵泉、少海、三阴交;

2. 耳针

取穴:心、神门、皮质下、交感、胸区等耳穴。

方法:任取其中2~3穴,两耳交替针刺,一般留针半小时左右,每日1次。

三、康复措施

1. 保持精神愉快

中医认为七情活动对机体生理功能起着协调作用, 但七情太过,超过人体自身调节的范围,则脏腑气血功能紊乱,而导致疾病。

七情之中,唯有喜属于良性刺激,喜为心志,笑为心声,经常保持乐观的情绪对健康是有好处的。若长期忧郁、恐惧、悲伤、忧愁,则易气机失调而致病。

故应做到少私寡欲,养心敛思,处世达观,消除嫉妒,加强道德修养,舒畅情志。有病的人宜移情易性,坚定战胜疾病的信念。

2. 选择适当的居住环境

人与自然是有机的统一体,生活环境对人类的生存和健康影响重大。适宜的生活环境可保证学习工作的正常进行,促进健康长寿。人类适宜的生活环境应有,洁净的水源,新鲜的空气,充沛的阳光,良好的植被,室内宽敞适中,光照调和,自然通风良好。

3. 有合理的起居作息

起居有常是养生的基本要求,只有做到起卧有时,生活规律,才能最大限度地调养神气,提高适应环境的能力。

衣着调摄与身体健康有密切关系。着衣制装要因人、因时、因地制宜,并掌握适度,使其具有防护、保健作用。

4. 劳逸适度

劳逸适度是保证机体气机通畅,血脉调达,五脏安和的重要环节。贪逸无度,过度劳累,均可导致气血运行不畅通而致病。因此,应做适当的体育锻炼。

5. 饮食适宜

饮食要全面调配,因人而宜,五味调合,营养全面。就餐注意定时、定量、卫生,注意避免过度油腻、厚味、生冷。多食益气养血、益心气、养心阴的食品,如小米、大枣、鸡蛋、红糖、龙眼、胡桃、鱼等。同时戒烟酒。

四、疗效评定

治愈:症状及心律失常消失,心电图等实验室检查恢复正常。

好转:症状减轻或发作间歇时间延长,实验室检查有改善。

未愈：症状及心律失常无变化。

五、中医护理方案

（一）一般常规护理

1. 居室环境温湿度应适定，安静，避免突然的高声、噪音的干扰。

2. 情志因素如思虑过度、惊恐等，常为本病的诱因。所以要重视做好情志护理，避免情志刺激。当病人心悸发作时常自觉心慌恐惧，六神无主，此时最好有人守护在旁，使其感到放心，稳定情绪。

3. 心悸经常发作者，要重视休息。若属于心脏器质性病变者则要卧床休息，甚至绝对卧床。

4. 对重症心悸病人，要严密观察脉象、呼吸、面色、血压的变化。若见脉结代、呼吸不畅、面色苍白等心气衰微表现时，立即予以吸氧，报告医生。同时可针刺内关、神门。

5. 服用洋地黄类强心药之前，要测心律、心率（测 1 分钟），并作记录。服药后要观察服药反应，若发现有中毒症状时，暂停给药。并及时报告医生处理。

6. 针刺止悸穴位如双内关、双针神门。耳穴有心、肾、副交感等。

7. 必要时可作心电图检查。血压过高或过低者，应定期测血压。

（二）辨证施护

1. 心血虚损证护理

（1）一般护理内容。

（2）适当休息，避免过劳。

（3）适当的饮食调补，可选用桂圆、红枣、莲子、黑木耳、瘦肉、牛奶、猪心等食品。忌烟、酒、浓茶及咖啡。

（4）心悸发作时卧床休息，针双内关、双神门。

（5）注意情志护理，消除患者惊恐、烦躁之情绪。

2. 心脾两虚证护理

(1)一般护理内容。

(2)心悸甚者,必须卧床休息。

(3)注意保暖,居室向阳,注意随气候变化,增减衣着。

(4)兼有水肿症状者,给予低盐或无盐饮食,适当限制饮水量,并记录24小时出入量。

(5)重度失眠者参照“失眠”证护理。

3. 阴虚火旺证护理

(1)一般护理内容。

(2)重视情志护理,避免情志的刺激,郁怒伤肝,致肝阴虚阳亢。同时必须做好家属工作,积极配合。

(3)戒烟忌酒,忌食辛辣刺激性食品,痰多者忌肥厚细腻之品。

(4)饮食可适当清补,补益心肾之阴,如可食用甲鱼、桑椹、银耳、红枣、鲜藕等。

(5)心悸时可服用珠砂安神丸1~2粒。或针内关、神门,或耳穴埋豆。

(6)心悸伴头晕目眩者,要观察血压变化,必要时每日测量血压1~2次。

参考文献

1. 中华医学会心血管病学分会, 中华心血管病杂志编辑委员会. 不稳定性心绞痛诊断和治疗建议,中华心血管病杂志,2000,28(6):409~410

2. 李金平, 邹耀红等. 冠心病危险因素的病例对照分析. 江南大学学报,2003,2(2):207~212

3. 张作记.半夏菖蒲眉治疗室上性心动过速.中医药研究,1990,(2):31

第五节　咳嗽肺心病中医诊疗方案

一、诊断

（一）疾病诊断

1.中医诊断标准

参照《中医内科常见病诊疗指南》（中国中医药出版社，2008年）。

（1）以胸闷、心悸、喘促、脘腹胀痛、胁下痞块、下肢浮肿，咳嗽、咯痰、口唇青紫为主要临床表现。

（2）有慢性咳嗽、咯痰、喘促等肺系疾病史。

（3）多有外感六淫、情志刺激等诱因。

2.西医诊断标准

参考《临床诊疗指南·呼吸病学分册》（中华医学会编著，人民卫生出版社，2009年1月）。

（1）有慢性呼吸系统疾病病史。主要是慢性支气管炎、慢性阻塞性肺疾病、支气管扩张等病史。

（2）有肺动脉高压、右心室增大或右心衰竭的相应表现。

（3）辅助检查：胸片、心电图或超声心动图显示有肺动脉高压、右心室及/或右心房增大表现。

具有以上1加2条或1加3条，并排除其他心脏疾病即可作出诊断。

（二）症候诊断

1. 寒饮射肺证：咳嗽痰多，痰白而稀，短气喘息，或兼恶寒无汗，周身酸楚。舌淡苔白，脉浮紧或细滑。

2. 痰热壅肺证：胸部憋闷，心悸，喘促，烦躁，咳嗽，痰黄或白，黏稠难咯，或身热微恶寒，微有汗出，溲黄便干，口渴。舌红，舌苔黄或黄腻,边尖红,脉数或滑数。

3. 气虚血瘀证:心悸,怔忡,胸闷,神疲乏力,呼吸浅短难续,声低气怯,咳嗽,痰白清稀,汗出,面色晦黯,唇甲发绀。舌质淡或黯紫,舌下脉络紫黯迂曲,脉细涩无力,或有促结代。

4. 阳虚水泛证:心悸,胸闷,怔忡,咳喘,咯痰清稀,面浮,下肢水肿,甚则一身悉肿,腹部胀满,脘痞,纳差,尿少,畏寒,肢冷,面唇青紫。舌胖质黯,苔白滑,脉沉细或促。

二、治疗方法

(一)辨证选择口服中药汤剂、中成药

1. 寒饮射肺证

治法:疏风散寒,温肺化饮。

推荐方药:小青龙汤加减。炙麻黄、桂枝、细辛、干姜、法半夏、五味子、白芍、甘草等。

中成药:小青龙颗粒、桂龙咳喘宁胶囊等。

2. 痰热壅肺证

治法:清肺化痰,降逆平喘。

推荐方药:桑白皮汤加减。桑白皮、黄芩、黄连、栀子、杏仁、贝母、半夏、苏子、瓜蒌皮、川贝母等。

中成药:鲜竹沥口服液、蛇胆川贝液等。

3. 气虚血瘀证

治法:补益心肺,活血化瘀。

推荐方药:补阳还五汤加减。黄芪、川芎、赤芍、当归、地龙、桃仁、红花、丹参、桔梗、炙甘草等。

中成药:补心气口服液、复方丹参片、芪参益气滴丸、黄芪颗粒等。

4.阳虚水泛证

治法:温补心肾、活血利水。

推荐方药:真武汤合葶苈大枣泻肺汤加减。附子、茯苓、白术、白芍、葶苈子、猪苓、泽兰、益母草、地龙、生姜、大枣等。

中成药:芪苈强心胶囊、济生肾气丸、固肾定喘丸等。

(二)辨证选择静脉滴注中药注射液

1. 痰热壅肺证,可选用痰热清注射液、清开灵注射液等。

2. 气虚血瘀证,可选用黄芪注射液等。

3. 阳虚水泛证,可选用心脉隆注射液、参附注射液等。

4. 兼有血瘀证,可选用丹红注射液、川芎嗪注射液、红花注射液等。

(三)特色疗法

1. 针刺

根据病情需要,可选用定喘、列缺、尺泽、合谷、膻中、足三里、肺俞等。

2. 灸法

选用无烟灸,适用于气虚血瘀,心肾阳虚、血瘀水停证等。选穴:肺俞、脾俞、肾俞、足三里、定喘、气海、丰隆、关元、膏肓俞、命门等。每次选 3~4 个穴,每穴 30 分钟,每日一次;可直接灸或隔姜灸,10~15 天为一疗程。

3. 拔罐

取穴:肺俞、脾俞、丰隆、定喘、膻中、肾俞、膈腧、大椎等。

操作:病人仰卧位,在膻中穴拔 5~10 分钟;再令病人俯卧位,辨证选取其他穴位,10~15 分钟。每天 1 次,5 次为一疗程。

4. 穴位贴敷

(1)神阙穴贴敷:一捻金散(大黄、槟榔、二丑、朱砂、党参),蜜调,取适量置专用脐贴上,敷于神阙穴,可用于痰热较盛之咳嗽、气喘者,每日 1 次,每次敷 12~24 小时。当归大黄膏(当归、大黄、芒硝、甘草),蜜调,取适量置专用脐贴上,敷于神阙穴,可用于辅助治疗喘咳、大便秘结者,每日 1 次,每次 12 ~ 24 小时。

(2)伏天贴敷疗法:白芥子、细辛、元胡、甘遂共为末,取适量调敷肺俞、膏肓、百劳等穴位,分别在一伏、二伏、三伏贴敷,每次贴敷要 4 ~ 6 个小时,以祛散伏痰、止咳、平喘预防复发加重。

5. 中药足浴

(1)寒饮射肺证:桂枝、干姜、清半夏、甘草等。

(2)痰热壅肺证:陈皮、半夏、桑白皮、鱼腥草等。

(3)气虚血瘀证:党参、黄芪、丹参、红花等。

(4)阳虚水泛证:制附子、丹参、泽兰、桂枝、椒目等。

上药水煎,共取药液约 400 毫升,加热水 2000 毫升倒入桶内,调节水温以不烫为度,将双足浸入桶内,每次浴足 30 分钟,每日 1 次,10 ~ 15 天为一疗程。

(四)其他疗法

根据病情需要,可选用离子导入仪进行中药离子导入治疗。

(五)护理调摄

1.饮食调理

鼓励患者进食高热量、高蛋白、高维生素食物,低钠饮食;腹胀期间宜进食流质和半流质;饮食有节制,宜清淡,忌食辛辣、油腻之品。

2.生活起居

避风寒、适寒温,预防感冒;保持室内空气新鲜、流通;保持大便通畅,便秘者给予润肠通便之品;保持口腔清洁。

3.情志调摄

避免情志刺激,保持心情愉快。

三、疗效评价

(一)评价标准

1.中医症候疗效评价标准

参照《中医心病诊断疗效标准与用药规范》(沈绍功主编,北京出版社,2002年版)和《中药新药临床研究指导原则》(中国医药科技出版社,2002年版)。

显效:症状全部消失,积分为0或治疗前后症候积分之差≥70%者;有效:治疗前后症候积分之差≥50%而<70%者;无效:治疗前后症候积分之差<50%者;加重:治疗后症候积分超过前积分。

注:计算公式为:[(治疗前积分-治疗后积分)÷治疗前积分]×100%

2. 西医疗效评价标准

按照美国纽约心脏病协会(NYHA)心功能分级方案评价。

显效:心功能进步2级以上,症状体征及心电图、左室射血分数(EF)等指标明显改善;有效:心功能进步1级,症状体征及心电图、EF等指标有所改善;无效:治疗前后心功能的改善达不到1级,或无改变;加重:心功能恶化1级或1级以上,或死亡者。

(二)评价方法

在入院当天、出路径时,采用中医症候疗效评价标准、西医疗效评价标准进行评价。

症候积分表

主症	无(0)	轻(2分)	中(4分)	重(6分)
心悸		正常活动时稍感心悸,不影响正常生活工作	正常活动时明显心悸,可勉强坚持日常活动	轻微活动或静息时心悸,不能进行日常活动
胸闷		活动量大时有胸部憋闷感	胸闷明显,日常活动受影响	胸闷如窒,静息时有呼吸困难
气喘		轻微喘息,活动量大时明显,不影响日常活动	呼吸急促,活动后气喘加重	喘促、呼吸困难,端坐呼吸,不能平卧

续表

主症	无(0)	轻(2分)	中(4分)	重(6分)
浮肿		双足及足踝部水肿,按压后指印可明视或用手抚摸有凹陷者	双下肢水肿，按压后有较深的指印,10秒后仍不能恢复，水肿可明视，皮肤紧张可不发亮	双下肢明显水肿，甚至周身浮肿;短时间(3秒内)轻压却能在长时间(10秒以上)内不恢复，皮肤发亮，甚至裂口流水等
咳嗽		轻度咳嗽,多夜间发生	咳嗽明显	咳嗽较剧,不能自止
咯痰		痰少清稀	痰多，咯吐白黏痰或黄痰	咯吐大量粉红色泡沫痰或黄浓痰
气短		活动量稍大则气短	一般活动后气短	平素不活动亦气短喘促
右胁				
下痞				
包块		肋缘下可触及，超过2厘米，但在3厘米以内者。质地稍硬,如指按唇	在肋缘下大于3厘米，但在脐水平以上者。质地稍硬,如指按鼻尖	超过脐水平线,质地较硬,如指按眉间
腹胀		轻度腹胀,无明显疼痛	腹胀明显,纳食差,可伴腹痛	腹胀如鼓，伴恶心、纳差
乏力		精神不振，乏力较差,仍可坚持日常工作及活动	精神疲乏,全身无力,勉强坚持日常活动	精神乏力严重疲乏,难以坚持日常活动
尿少		尿量稍减少,24小时尿量400~1000毫升	尿量减少,24小时尿量100~400毫升	尿量明显减少,24小时尿量100毫升以下